药物化学实验教程

主 编　李　菁

副主编　马东来　黄文杰

编　委　（以姓氏笔画为序）

马东来（河北中医学院）

王　靓（河北中医学院）

冯　微（河北中医学院）

刘真一（河北中医学院）

杜会茹（河北化工医药职业技术学院）

李　菁（河北中医学院）

李丽华（河北中医学院）

黄文杰（河北化工医药职业技术学院）

崔力剑（河北中医学院）

中国医药科技出版社

内 容 提 要

本书是药物化学课程必要的实验教学教材，搞好实验教学是保证与提高教学质量的关键。本书根据药物化学课程教学大纲所要求的实验内容，由多年工作在教学第一线的教师编写而成。该实验教程分为实验基本知识、基础性实验、设计性实验和综合性实验等四部分。本实验教程适合本（专）科药学、药物制剂、制药工程、生物工程等专业使用，对技术人员也有较大的参考价值。

图书在版编目（CIP）数据

药物化学实验教程/李菁主编．—北京：中国医药科技出版社，2017.6
ISBN 978 - 7 - 5067 - 9326 - 1

Ⅰ．①药… Ⅱ．①李… Ⅲ．①药物化学 – 实验 – 教材 Ⅳ．①R914 – 33

中国版本图书馆 CIP 数据核字（2017）第 111971 号

美术编辑 陈君杞

版式设计 张 璐

出版 中国医药科技出版社

地址 北京市海淀区文慧园北路甲 22 号

邮编 100082

电话 发行：010 - 62227427 邮购：010 - 62236938

网址 www. cmstp. com

规格 787×1092mm $^1/_{16}$

印张 8

字数 157 千字

版次 2017 年 6 月第 1 版

印次 2017 年 6 月第 1 次印刷

印刷 三河市航远印刷有限公司

经销 全国各地新华书店

书号 ISBN 978 - 7 - 5067 - 9326 - 1

定价 **28.00 元**

前　言

　　《药物化学实验教程》是依据药学和制药工程专业教学大纲，结合兄弟院校在药物化学专业开设的实验课程经验和参照 2015 年版《中国药典》四部进行编写的。第一部分是药物化学实验基本知识及基本过程，主要介绍了药物化学实验室安全和药物化学实验操作技能知识；第二部分是基础性实验部分，主要介绍典型药物的理化性质实验和药物的合成；第三部分为设计性实验，主要介绍药物合成分析、路线设计，药物的提取、分离、定性鉴别和杂质检查以及药物的稳定性，并与实践结合，更侧重于实际应用，培养学生基本实验操作技能；第四部分为综合性实验，主要培养学生实验设计、分析解决问题的实际工作能力和科研动手能力，为今后的实际工作打下良好的基础。

　　全书内容丰富，所选实验题材重现性好，易于操作，既可独立开设基础性实验，也可以围绕相关主题开设综合性和设计性实验。本书可作为高等院校药学、药物制剂、制药工程、生物制药及相关专业本、专科生的实验教材，也可作为相关学科教学和研究人员的参考书。

　　由于编者水平有限，不足之处在所难免，请广大读者在使用过程中多提出宝贵建议，以便再版时修订提高。

编　者

2017 年 3 月

目 录

第一部分　药物化学实验基本知识及基本过程

第二部分　基础性实验

第三部分　设计性实验

第四部分　综合性实验

第一部分
药物化学实验基本知识及基本过程

>>>

第一节 药物化学实验室的安全、事故预防与处理

一、药物化学实验室规则

为了确保药物化学实验教学正常进行，同时培养学生养成良好的实验习惯，切实保证实验教学质量，要求学生时刻遵守药物化学实验室各种规章制度，服从老师的安排与指导。

1. 学生必须切实做好实验前的相关工作，包括认真预习本次实验的相关内容，并查找相关资料，认真写好预习报告，如没有达到预习要求，不许开展实验。

2. 学生进入实验室，首先，须熟悉实验室的环境，包括灭火器、急救药箱放置的位置与使用方法，以防有事故发生时能及时报告老师并做相应的处置；其次，所有人员进入实验室都不得穿拖鞋和背心服装，实验室内严禁吸烟与吃东西。

3. 实验过程中，不许喧哗与吵闹，应严格遵照老师的指导进行实验，不能随意更改实验指导上规定的实验步骤、所有试剂类型与用量，如认为有必要修改，必须及时向老师反映并征得老师同意。实验过程中应认真观察与思考，并对实验现象与结果进行记录，中途不许离开。

4. 应注意保持实验室仪器与试剂的摆放整齐，暂不使用的器材不得摆在桌面上，以防损毁。污水、残渣、废纸等应该按规定放在特定的地方，切不可丢进水槽，废弃的酸、碱或有机溶剂必须分别倒入指定的容器。

5. 学生应注意爱护仪器、节约试剂，仪器和药品使用完后应随时放归原处，注意保持仪器、实验台面、实验室地面与水槽的洁净。仪器如有损坏应及时向老师汇报并登记。实验完成以后，由实验老师登记实验情况，合成产品由老师回收并统一保管。

6. 学生离开实验室时，必须整理仪器与台面，将实验台面打扫干净，损坏的仪器由老师补发，并按规定赔偿。公用仪器、试剂与用具由值日生负责整理，值日生离开实验室之前应确定水龙头、电闸、燃气是否关闭。

二、药物化学实验室的安全知识

药物化学实验所用试剂大多有毒、容易燃烧、有强腐蚀性或具有爆炸性，而常使用的仪器又多是玻璃仪器，因此，实验过程中切不可粗心大意，否则容易发生事故，轻则导致割伤、中毒或烧伤，重则发生火灾甚至爆炸，学生必须时刻认识到药物化学实验潜在的危险。当然，只要大家重视安全问题，在思想上提高警惕，实验过程中严守操作规范，事故完全能够避免。

1. 火灾的预防与处理

药物化学实验过程中使用容易挥发、燃烧或爆炸的试剂时一定要尽量离开火源，切不可将易燃易挥发的液体直接放在开口的容器中直接加热，实验过程中生成的易燃、易爆、易挥发的试剂或用品残渣必须由专人负责回收和处理，不能直接将其丢弃在垃圾桶或直接倒进下水道。当易燃试剂较多时，应将其放在危险品专橱内，不能存放于学生上实验课的实验室内。当用到特定试剂时，应根据不同的化学反应所需的温度，合理选用水浴、油浴和其他热源，切忌将其在火焰上直接加热。在进行回流和蒸馏操作时，液体中应放少许沸石，防止溶液过沸而发生冲出，如果在加热开始后才发现没有放沸石，应停止加热，等稍冷却后再加沸石。实验开始前必须根据溶液沸点的高低选用石棉网、油浴、水浴或电热套进行加热，加热过程中冷凝水须保持畅通，如果冷凝管没有通水或发生堵塞，将引起具有可燃性的废气因为冷凝不及时而发生逸出，往往易引起火灾。在药物合成反应中需要添加或者转移容易燃烧的有机溶剂时，必须在熄火或者远离火源后才可进行相关操作，切不可用开口容器去存放、加热或用蒸馏法去除有机溶剂。实验结束后或由于暂时有事而离开实验室时，必须关闭自来水与热源。实验室所有安全出口与消防通道须保持通畅，严格禁止堆放杂物。学生在进入实验室前必须熟练地掌握消防用灭火器和沙桶等灭火用具的操作方法。

一旦发生了火灾，在场人员应该保持沉着冷静，立即切断电源，关闭火源，移开所有易燃物；然后寻找就近灭火器材进行灭火。药物化学实验室的灭火，通常采用使燃烧物隔绝空气的办法，一般不用水灭火。失火初期，如果是少许溶剂在锥形瓶内着火燃烧，可采用石棉网、湿抹布或玻璃盖盖灭；如果是操作台面或地面发生小火，可用沙子或湿抹布盖灭，或将石棉网盖于失火处；如果是衣服着火可小心地快速脱去衣服，如火较大，可以自己直接倒在地上打滚灭火，或用自来水直接熄灭；如果是有机物发生着火，必须根据有机物的性质采取相应的灭火办法；如果是油类物质着火，可用沙石、灭火器或干燥的固体碳酸氢钠粉末扑灭；如果是电器着火，应立即切断电源，再用二氧化碳或四氯化碳灭火器进行灭火，切不可用水和泡沫灭火器灭火，否则将可能发生触电事故。不论采用哪一种灭火器材，都应从火的四周开始向中心进行扑灭，灭火器的喷出口应该对准火焰底部进行扑灭。

2. 爆炸的预防与处理

预防爆炸事故的发生，首先要保持实验室内通风透气，时刻牢记不让易燃、易爆的气体物质靠近火源，实验过程中避免使用明火。在实验过程中，不许任意混合试剂，特别是在用到乙醚或汽油这一类的溶剂时，一定要杜绝火花和电花的产生，使用乙醚时应该在通风相对较好的地方使用，或者在通风橱中使用，同时应检查附近是否有过氧化物的存在，如有过氧化物存在，应该在除去过氧化物后再使用乙醚。药物化学实验药品必须根据药品的不同性质分类保存，易氧化的药品切不可与氧化剂存放在一起，特别是容易爆炸的重金属乙炔化合物、苦味酸金属盐、三硝基甲苯等不可重压或敲击。蒸馏装置组装应该正确，不能装成密闭体系，应与大气相通，特别是在进行减压蒸馏时必须使用能耐受相应压力的容器，用圆底烧瓶或抽滤瓶作为接收器，蒸馏完成后，要缓慢放气，以防止压力计爆裂。常压操作时，禁止在密闭容器内加热，同时检查装置是否畅通。一旦发生爆炸事故，现场人员要保持冷静，有针对性地对发生爆炸的药品采取相应的措施，通常是参照处理火灾的方法进行操作。

3. 化学试剂灼伤的预防与处理

学生通过预习对实验中将用到的相关试剂的性质必须有明确认识与了解，对于强酸、强碱、强氧化剂、苯酚、钾、钠等试剂要避免皮肤直接接触，必须戴橡皮手套进行操作，实验完成后立即洗手；有挥发性的药品，不能用鼻子直接去闻，还要注意保护好眼睛；稀释浓硫酸时，应该把硫酸缓缓地加到水中，并不断搅拌让热量尽快散失，以防止液滴飞溅。一旦发生化学试剂灼伤，应迅速移离现场，并脱去被污染过的衣物。被酸灼伤时，立即用大量的清水冲洗稀释后，再用3% ~5%的 $NaHCO_3$ 溶液冲洗，最后水洗，如灼伤严重，应在擦干后涂拭烫伤药膏；如果被白磷灼伤，不能用水冲洗。被碱灼伤时，同样先用清水冲洗稀释，再用1% ~2%的 H_3BO_3 或1%的 CH_3COOH 溶液洗涤。对于某些特定试剂的灼伤，如氰化物、$BaCl_2$、HF 等在冲洗时要进行解毒处理；如被溴灼伤后，立即用水洗，再用酒精擦至无溴液为止，轻伤涂少量鞣酸药膏，重伤则应涂烫伤药膏。如果是大面积的灼伤，必须及时送医院治疗。

4. 割伤的预防与处理

药物化学实验中，经常需要自制弯管或安装玻璃器皿，操作时力度应适当，最好佩戴手套，以防止割伤。如需将玻璃管插入胶塞时，应先将玻璃管润滑，再用棉布裹住，慢慢旋入，防止折断而割伤。对于一些已经破碎的玻璃容器，应及时除去，并马上清理台面，防止二次割伤。如被玻璃割伤，首先检查是否有玻璃碎屑残留在身体内，应先把玻璃碎屑取出，割伤面积较小时，可以用水冲洗伤口处，再涂少许碘酒；如割伤面积较大，应立即按住出血部位的上端，或用绷带扎住，急送医院治疗。

第二节　药物化学实验室常用仪器和设备装置

一、玻璃仪器分类

药物化学实验常用的仪器中，大部分为玻璃制品和一些瓷质类仪器。瓷质类仪器包括蒸发皿、布氏漏斗、瓷坩埚、瓷研钵等。玻璃仪器种类很多，按用途大体可分为容器类、量器类和其他仪器类。

容器类包括试剂瓶、烧杯、烧瓶等。根据它们能否受热又可分为可加热的仪器和不宜加热的仪器。

量器类有量筒、移液管、滴定管、容量瓶等。量器类一律不能受热。

其他仪器包括具有特殊用途的玻璃仪器，如冷凝管、分液漏斗、干燥器、分馏柱、砂芯漏斗、标准磨口玻璃仪器等。

标准磨口玻璃仪器，是具有标准内磨口和外磨口的玻璃仪器。标准磨口是根据国际通用技术标准制造的，国内已经普遍生产和使用，使用时可根据实验的需要选择合适的容量和口径。相同编号的磨口仪器的口径是统一的，连接是紧密的，使用时可以互换，用少量的仪器可以组装多种不同的实验装置，通常应用在药物化学实验中。目前常用的是锥形标准磨口，通常以整数数字表示标准磨口的系列编号，这个数字是锥体大端直径（以 mm 为单位）最接近的整数。常用标准磨口系列见表1－1。

表1－1　常用标准磨口系列

编号	10	12	14	19	24	29	34
口径/mm（大端）	10.0	12.5	14.5	18.8	24.0	29.2	34.5

有时也用 D/H 两个数字表示标准磨口的规格，如 14/23，即大端直径为 14.5mm，锥体长度为 23mm。

二、常用的玻璃仪器

药物实验室常用的玻璃及其他简单仪器见图 1－1 所示。

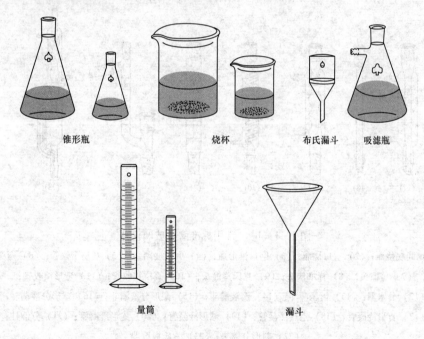

锥形瓶　　　　　烧杯　　　布氏漏斗　吸滤瓶

量筒　　　　　　　漏斗

a

图 1－1（a）　常用普通玻璃仪器

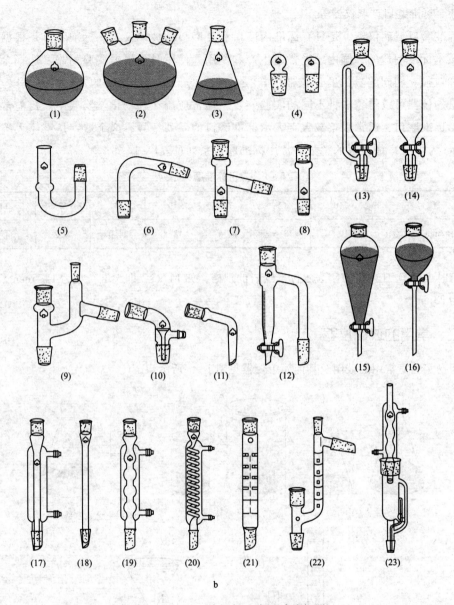

b

图 1-1 （b） 常用标准磨口玻璃仪器

（1）圆底烧瓶；（2）三口烧瓶；（3）磨口锥形瓶；（4）磨口玻璃塞；（5）U 型干燥管；（6）弯头；

（7）蒸馏头；（8）标准接头；（9）克氏蒸馏头；（10）真空接收管；（11）弯形接收管；

（12）分水器；（13）恒压漏斗；（14）滴液漏斗；（15）梨形分液漏斗；（16）球形分液漏斗；

（17）直形冷凝管；（18）空气冷凝管；（19）球形冷凝管；（20）蛇形冷凝管；（21）分馏柱；

（22）刺形分馏头；（23）索氏提取器

三、药物化学实验常用仪器装置

药物化学实验中常见的实验装置如图 1-2 至 1-12 所示。

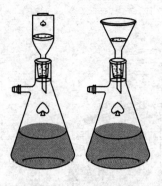

图 1-2 减压过滤装置

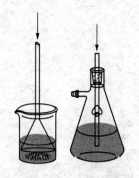

图 1-3 气体吸收装置

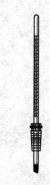

图 1-4 温度计及套管

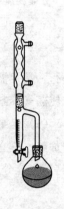

图 1-8 带分水器的回流装置

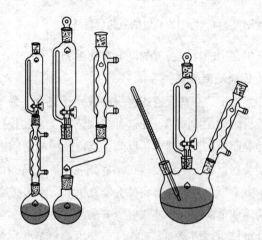

图 1-9 带有滴加装置的回流装置

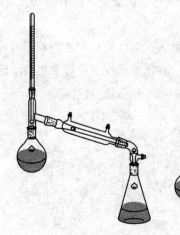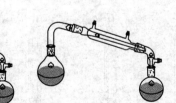

图 1-10 普通蒸馏装置

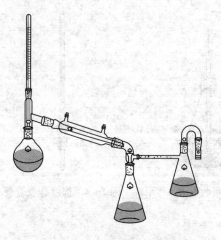

图 1 - 11　带干燥装置的蒸馏装置

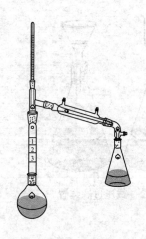

图 1 - 12　简单分馏装置

其中常用的反应装置的性能和使用如下所述。

1. 回流冷凝装置

在室温下，有些反应速率很小或难于进行。为了使反应尽快地进行，常常需要使反应物质较长时间保持沸腾。在这种情况下，就需要使用回流冷凝装置，使蒸气不断地在冷凝管内冷凝而返回反应器中，以防止反应瓶中的物质逃逸损失。图 1 - 13（a）是最简单的回流冷凝装置：将反应物质放在圆底烧瓶中，在适当的热源上或热浴中加热；直立的冷凝管夹套中自下至上通入冷水，使夹套充满水，水流速度不必很快，能保持蒸气充分冷凝即可；加热的程度也需控制，使蒸气上升的高度不超过冷凝管的 1/3。

如果反应物怕受潮，可在冷凝管上端口上装接氯化钙干燥管来防止空气中的湿气侵入（图 1 - 13b）。

如果反应中会放出有害气体（如溴化氢），可加接气体吸收装置（图 1 - 13c）。

2. 滴加回流冷凝装置

有些反应进行剧烈，放热量大，如将反应物一次加入，会使反应失去控制；有些反应为了控制反应物的选择性，也不能将反应物一次加入。在这些情况下，可采用滴加回流冷凝装置，将一种试剂逐渐滴加进去，常用恒压滴液漏斗（图 1 - 14）进行滴加。

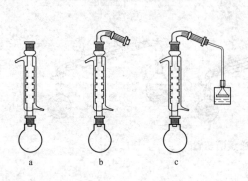

图 1 - 13　回流冷凝装置

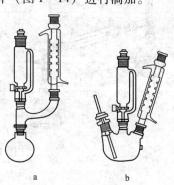

图 1 - 14　滴加回流冷凝装置

3. 回流分水反应装置

在进行某些可逆平衡反应时，为了使正向反应进行到底，可将反应产物之一不断从反应混合物体系中除去，常采用回流分水装置除去生成的水。在图 1 – 15a、b 装置中，有一个分水器，回流下来的蒸汽冷凝液进入分水器，分层后，有机层自动返回烧瓶，而生成的水可从分水器中放出去。

4. 滴加蒸出反应装置

有些药物反应需要一边滴加反应物一边将产物或产物之一蒸出反应体系，防止产物发生二次反应。对于可逆平衡反应，蒸出产物能使反应进行到底。这时常用与图 1 – 16 类似的反应装置来进行这种操作。在图 1 – 16 装置中，反应产物可单独或形成共沸混合物不断在反应过程中蒸馏出去，并可通过滴液漏斗将一种试剂逐渐滴加进去以控制反应速率或使这种试剂完全消耗。必要时可在上述各种反应装置的反应烧瓶外面用冷水浴或冰水浴进行冷却，在某些情况下，也可用热浴加热。

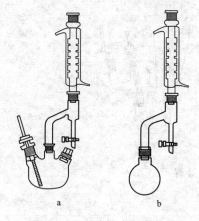 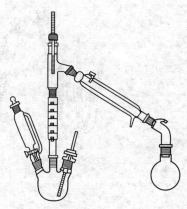

图 1 – 15　回流分水反应装置　　　　　图 1 – 16　滴加蒸出反应装置

5. 搅拌反应装置

用固体和液体或互不相溶的液体进行反应时，为了使反应混合物能充分接触，应该进行强烈的搅拌或振荡。在反应物量小，反应时间短，而且不需要加热或温度不太高的操作中，用手摇动容器就可达到充分混合的目的。用回流冷凝装置进行反应时，有时需做间歇的振荡。这时可将固定烧瓶和冷凝管的夹子暂时松开，一只手扶住冷凝管，另一只手拿住瓶颈做圆周运动；每次振荡后，应把仪器重新夹好。也可用振荡整个铁台的方法（这时夹子应夹牢）使容器内的反应物充分混合。

在需要用较长时间进行搅拌的实验中，最好用电动搅拌器。电动搅拌的效率高，节省人力，还可以缩短反应时间。图 1 – 17 是适合不同需要的机械搅拌装置。搅拌棒是用电机带动的。

在装配机械搅拌装置时，可采用简单的橡皮管密封（图 1 – 17a、b）或用液封管（图 1 – 17c）密封。搅拌棒与玻璃管或液封管应配合得合适，不太松也不太紧，搅拌棒能在中间自由地转动。根据搅拌棒的长度（不宜太长）选定三口烧瓶和电机的位置。先将电机固定好，用短橡皮管（或连接器）把已插入封管中的搅拌棒连接到电机的轴上，然后小心地将三口烧瓶套上去，至搅拌棒的下端距瓶底约5mm，将三口烧瓶夹紧。检查这几件仪器安装得是否正直，电机的轴和搅拌棒应在同一直线上。用手试验搅拌棒转动是否灵活，再以低转速开动电机，试验运转情况。当搅拌棒与封管之间不发出摩擦声时才能认为仪器装配合格，否则需要进行调整。最后装上冷凝管、滴液漏斗（或温度计），用夹子夹紧。整套仪器应安装在同一个铁架台上。

在装配实验装置时，使用的玻璃仪器和配装件应该是洁净干燥的。圆底烧瓶或三口烧瓶的大小应使反应物大约占烧瓶容量的1/3至1/2，最多不超过2/3。首先将烧瓶固定在合适的高度（下面可以放置煤气灯、电炉、热浴或冷浴），然后逐一安装上冷凝管和其他配件。需要加热的仪器，应夹住仪器受热最少的部位，如圆底烧瓶靠近瓶口处。冷凝管则应夹住其中央部位。

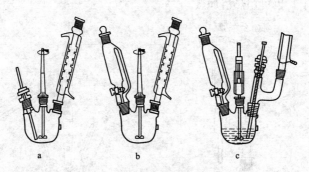

图 1-17　搅拌反应装置

第三节　常用仪器的选择、装配与拆卸

一、仪器的选择

药物化学实验的各种反应装置都是由一件件玻璃仪器组装而成的，实验中应根据实验要求选择合适的仪器。一般选择仪器的原则如下所述。

1. 烧瓶的选择　根据液体的体积而定，一般液体的容积应占容器体积的1/3～1/2，进行水蒸气蒸馏和减压蒸馏时，液体体积不应超过烧瓶容积的1/3。

2. 冷凝管的选择　一般情况下回流用球形冷凝管，蒸馏用直形冷凝管。但是当蒸馏温度超过140℃时应改用空气冷凝管，以防温差较大时，由于仪器受热不均匀而造成冷凝管断裂。

3. 温度计的选择　实验室一般备有150℃和300℃两种温度计，根据所测温度可选用不同的温度计。一般选用的温度计要高于被测温度10～20℃。

二、仪器的装配与拆卸

药物化学实验中所用玻璃仪器间的连接一般采用两种形式：塞子连接和磨口连接。现大多使用磨口连接。

使用标准磨口仪器时还需要要特别注意以下事项。

1. 必须保持磨口表面清洁，特别是不能沾有固体杂质，否则磨口不能紧密连接。硬质沙粒还会给磨口表面造成永久性的损伤，破坏磨口的严密性。

2. 标准磨口仪器使用完毕必须立即拆卸，洗净，各个部件分开存放，否则磨口的连接处会发生粘结，难以拆开。非标准磨口部件（如滴液漏斗的旋塞）不能分开存放，应在磨口间夹上纸条以免日久粘结。盐类或碱类溶液会渗入磨口连接处，蒸发后析出固体物质，易使磨口粘结，所以不宜用磨口仪器长期存放这些溶液。使用磨口装置处理这些溶液时，应在磨口涂润滑剂。

3. 在常压下使用时，磨口一般无须润滑以免玷污反应物或产物。为防止粘结，也可在磨口靠大端的部位涂敷很少量的润滑脂（凡士林、真空活塞脂或硅脂）。如果要处理盐类溶液或强碱性物质，则应将磨口的全部表面涂上一薄层润滑脂。减压蒸馏使用的磨口仪器必须涂润滑脂（真空活塞脂或硅脂）。在涂润滑脂之前，应将仪器洗刷干净，磨口表面一定要干燥。从内磨口涂有润滑脂的仪器中倾出物料前，应先将磨口表面的润滑脂用有机溶剂擦拭干净（用脱脂棉或滤纸蘸石油醚、乙醚、丙酮等易挥发的有机溶剂），以免物料受到污染。

4. 只要正确遵循使用规则，磨口很少会打不开。一旦发生粘结，可采取以下措施：①将磨口竖立，往上面缝隙间滴几滴甘油。如果甘油能慢慢地渗入磨口，最终能使连接处松开；②将热吹风、热毛巾或在教师指导下小心将灯的火焰置于磨口外部，仅使外部受热膨胀，内部还未热起来，再试验能否将磨口打开；③将粘结的磨口仪器放在水中逐渐煮沸，常常也能使磨口打开；④用木板沿磨口轴线方向轻轻地敲外磨口的边缘，振动磨口也会松开。如果磨口表面已被碱性物质腐蚀，粘结的磨口就很难打开了。

在装配一套装置时，首先，所选用的玻璃仪器和配件要干净，否则往往会影响产物的产量和质量。其次，所选用的器材要恰当。例如，在需要加热的实验中，如需选用圆底烧瓶，应选用质量好的，其容积大小应为所盛反应物占其容积的 1/2 左右为好，最多也应不超过 2/3。第三，实验装置（特别是机械搅拌这样的动态操作装置）必须用铁夹固定在铁架台上，才能正常使用。因此要注意铁夹等的正确使用方法。

安装仪器时，应选好主要仪器的位置，要以热源为准，先下后上，先左后右，逐个将仪器边固定边组装。拆卸的顺序则与组装相反。拆卸前，应先停止加热，移走加热源，待稍微冷却后，先取下产物，然后再逐个拆掉。拆冷凝管时注意不要将水洒到电热套上。

总之，仪器装配要求做到严密、正确、整齐和稳妥。在常压下进行反应的装置，应与大气相通密闭。铁夹的双钳内侧贴有橡皮或绒布，或缠上石棉绳、布条等，否则容易将仪器损坏。使用玻璃仪器时，最基本的原则是切忌对玻璃仪器的任何部分施加过度的压力或扭歪。实验装置的扭歪不仅看上去使人感觉不舒服，而且也是潜在的危险。因为扭歪的玻璃仪器在加热时会破裂，有时甚至在放置时也会崩裂。

第四节　常用玻璃器皿的洗涤、干燥和养护

一、玻璃器皿的洗涤

进行化学实验必须使用清洁的玻璃仪器。

实验用过的玻璃器皿必须立即洗涤，应该养成习惯。由于污垢的性质在当时是清楚的，用适当的方法进行洗涤是容易办到的。若日子久了，会增加洗涤的困难。

洗涤的一般方法是用水、洗衣粉、去污粉刷洗。刷子是特制的，如瓶刷、烧杯刷、冷凝管刷等，但使用腐蚀性洗液时则不用刷子。若难以洗净时，则可根据污垢的性质选用适当的洗液进行洗涤。如果是酸性（或碱性）的污垢用碱性（或酸性）洗液洗涤；有机污垢用碱液或有机溶剂洗涤。

下面介绍几种常用洗液。

1. 铬酸洗液

这种洗液氧化性很强，因此对有机污垢破坏力很强。倾去器皿内的水，慢慢倒入洗液，转动器皿，使洗液充分浸润不干净的器壁，数分钟后把洗液倒回洗液瓶中，用自来水冲洗。若壁上粘有少炭化残渣，可加入少量洗液，浸泡一段时间后在小火上加热，直至冒出气泡，炭化残渣可被除去，但当洗液颜色变绿时，表示其已失效，应该弃去，不能倒回洗液瓶中。

2. 盐酸

用浓盐酸可以洗去附着在器壁上的二氧化锰或碳酸钙等残渣。

3. 碱液和合成洗涤剂

碱液和合成洗涤剂可配成浓溶液，用以洗涤油脂和一些有机物（如有机酸）。

4. 有机溶剂洗涤液

当胶状或焦油状的有机污垢如用上述方法不能洗去时，可选用丙酮、乙醚、苯浸泡，浸泡期间须加盖，以免溶剂挥发，或用氢氧化钠的乙醇溶液亦可。用有机溶剂作洗涤剂，使用后可回收重复使用。

5. 特殊洗涤液

一些污物用一般的洗涤液不能除去，可根据污物的性质，采用适当的试剂进行处理。如：硫化物玷污可用王水溶解；沾有硫黄时可用 Na_2S 处理；AgCl 玷污可用氨水或 $Na_2S_2O_3$ 处理。

一般方法很难洗净的有机玷污，可用乙醇－浓硝酸溶液洗涤。先用乙醇润湿器壁并留下约 2ml，再向容器内加入 10ml 浓硝酸静置片刻，立即发生剧烈反应并放出大量的热，反应停止后用水冲洗干净。此过程会产生红棕色的 NO_2 有毒气体，必须在通风橱内进行。注

意，绝不可事先将乙醇和硝酸混合！

二、洗涤的一般程序

洗涤玻璃仪器时，通常先用自来水洗涤，不能奏效时再用肥皂液、合成洗涤剂等刷洗，仍不能除去的污物，应采用其他洗涤液洗涤。洗涤完毕后，都要用自来水冲洗干净，器皿是否清洁的标志是：加水倒置，水顺着器壁流下，内壁被水均匀润湿有一层既薄又匀的水膜，不挂水珠。若用于精制或分析的器皿，除用上述方法处理外，还须用蒸馏水冲洗 2~3 次。

三、洗涤方法

洗涤玻璃仪器时，可采用下列几种方法。

1. 振荡洗涤

振荡洗涤又叫冲洗法，是利用水把可溶性污物溶解而除去。往仪器中注入少量水，用力振荡后倒掉，依此连洗数次。试管和烧瓶的振荡洗涤如图 1-18a、b 所示。

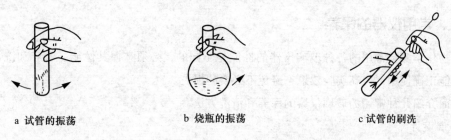

a 试管的振荡   b 烧瓶的振荡   c 试管的刷洗

图 1-18　试管和烧瓶的振荡洗涤及试管的刷洗方法

2. 刷洗法

仪器内壁有不易冲洗掉的污物，可用毛刷刷洗。先用水湿润仪器内壁，再用毛刷蘸取少量肥皂液等洗涤液进行刷洗。试管的刷洗方法如图 1-18c 所示。刷洗时要选用大小合适的毛刷，不能用力过猛，以免损坏仪器。

3. 浸泡洗涤

对不溶于水、刷洗也不能除掉的污物，可利用洗涤液与污物反应转化成可溶性物质而除去。先把仪器中的水倒尽，再倒入少量洗液，转几圈使仪器内壁全部润湿，再将洗液倒入洗液回收瓶中。用洗液浸泡一段时间效果更好。

四、玻璃仪器的干燥

药物化学实验经常要使用干燥的玻璃仪器，故要养成在每次实验后马上把玻璃仪器洗净和倒置使之干燥的习惯，以便下次实验使用。干燥玻璃仪器的方法有下列几种。

1. 自然风干

自然风干是指把已洗净的仪器放在干燥架上自然风干，这是常用和简单的方法。但必须注意，若玻璃仪器洗得不够干净时，水珠便不易流下，干燥就会较为缓慢。

2. 烘干

烘干是指把玻璃器皿按顺序从上层往下层放入烘箱，放入烘箱中干燥的玻璃仪器，一般要求不带水珠。器皿口向上，带有磨砂口玻璃塞的仪器，必须取出活塞后，才能烘干，烘箱内的温度保持在 100～105℃，约 0.5 小时，待烘箱内的温度降至室温时才能取出。切不可把很热的玻璃仪器取出，以免破裂。当烘箱已工作时则不能往上层放入湿的器皿，以免水滴下落，使热的器皿骤冷而破裂。烘箱又称电热恒温干燥箱，它是干燥玻璃仪器常用的设备，也可用于干燥化学药品。

3. 吹干

有时仪器洗涤后需立即使用，可使用吹干，即用气流干燥器或电吹风把仪器吹干。首先将水尽量沥干后，加入少量丙酮或乙醇摇洗并倾出，先通入冷风吹 1～2 分钟，待大部分溶剂挥发后，吹入热风至完全干燥为止，最后吹入冷风使仪器逐渐冷却。

4. 其他

带有精密刻度的计量容器不能用加热方法干燥，否则会影响仪器的精度，可采用晾干或冷风吹干的方法干燥。

五、常用仪器的保养

药物化学实验常用的各种玻璃仪器的性能是不同的，必须掌握其性能、保养和洗涤方法，才能正确使用，提高实验效果，避免不必要的损失。

下面介绍几种常用的玻璃仪器的保养和清洗方法。

1. 温度计

温度计水银球部位的玻璃很薄，容易破损，使用时要特别小心，一不能用温度计当搅拌棒使用；二不能测定超过温度计的最高刻度的温度；三不能把温度计长时间放在高温的溶剂中，否则，会使水银球变形，读数不准。

温度计用后要让它慢慢冷却，特别在测量高温之后，切不可立即用水冲洗。否则，会破裂或水银柱断裂，应悬挂在铁架台上，待冷却后把它洗净抹干，放回温度计盒内，盒底要垫上一小块棉花。如果是纸盒，放回温度计时要检查盒底是否完好。

2. 冷凝管

冷凝管通水后很重，所以安装冷凝管时应将夹子夹在冷凝管的重心，以免翻倒。洗刷冷凝管时要用特制的长毛刷，如用洗涤液或有机溶液洗涤时，则用软木塞塞住一端，不用时，应直立放置，使之易干。

3. 分液漏斗

分液漏斗的活塞和盖子都是磨砂口的，若非原配的，就可能不严密，所以，使用时要注意保护它。各个分液漏斗之间也不要相互调换，用后一定要在活塞和盖子的磨砂口间垫上纸片，以免日久后难以打开。

4. 砂芯漏斗

砂芯漏斗在使用后应立即用水冲洗，不然会难以洗净。滤板不太稠密的漏斗可用强烈的水流冲洗，如果是较稠密的，则用抽滤的方法冲洗；必要时用有机溶剂洗涤。

第五节　实验药品取用和称量

一、药品的取用

取用小颗粒或少量粉末状固体试剂可使用药匙。往试管里装固休时，先将试管平放，将盛有试剂的药匙小心地送入试管底部，然后翻转药匙并使试管直立，试剂即刻全部落入底部。药匙用完后应立即用洁净的纸擦拭干净。

当取用的粉末状固体量较多时，或者药匙大而不能进入试管时，可将药品平铺在折叠的纸槽中，先把纸槽平深入试管中，直立后轻轻抖动，药品将顺势落到容器底部。

二、液体试剂的取用

1. 倾注

取用时将试剂瓶的瓶塞打开，将瓶塞倒放在台面上，握住试剂瓶倾倒液体时，标签必须朝向手心，使颠倒过程中不致污染或腐蚀标签。

2. 用胶头滴管取出液体

使用时，先用拇指和示指捏瘪橡皮乳胶头，赶出滴管中的空气，将滴管深入液面下，再轻轻放开手指，液体被吸入滴管，然后将滴管垂直悬空，使液体逐滴滴入试管中。不能将滴管插入试管中，滴管尖端不得接触容器壁。

3. 用量筒量取液体

根据所需量取液体体积的多少选择量筒。量取液体时，量筒应放平稳，观察和续取液体时，视线应与量筒内液体的凹液面最低处相切，到接近刻度时，改用胶头滴管，边滴边观察。当凹液面最低处与所需刻度相切时，即停止滴加。

第六节　实验操作技能

一、熔点测定

通常熔点的测定，系取晶体开始液化（初熔）至完全液化（全熔）时的温度。熔点范围（熔距）即固体初熔至全熔的间隔温度。纯粹的晶体都有一极短的熔距，通常为 $0.5 \sim 1.0\,℃$。如有少量杂质存在，会使晶体的熔距显著增长，并使熔点降低。熔点测定常受主观因素的影响而造成误差。例如温度计读数不正确，样品结晶没有研细，样品装入毛细管不够紧密与均匀，加热使局部受热不均匀。熔点测定一般在 b 型管中。温度计水银球应置于支管中央部分，毛细管中的样品部分应置于温度计水银球侧面中部。加热时先以比较快的速度将温度上升到距离熔点 $10 \sim 15℃$ 时，再调整火焰使温度每分钟上升约 $1 \sim 2℃$，直至所要测定的熔点。测定熔点时，如加热太快（尤其在将近熔点时），熔点常比缓慢加热时高，熔点范围也较大。

二、抽滤

将布氏漏斗安装在抽滤瓶上，漏斗管下端的斜面朝向抽气口，但不可靠得太近，以免使滤液从抽气嘴抽走。在布氏漏斗上垫上稍小于漏斗内径的滤纸时先将滤纸湿润，打开减压泵，抽紧滤纸，然后将待滤的溶液慢慢倾于漏斗中，抽滤，滤饼分 3 次用溶剂洗涤。注意洗涤时先停止减压，用刮刀轻轻将滤饼拨松，而后用少量溶剂浸湿结晶，抽滤，再用玻塞挤压滤饼，抽滤，得粗品。

三、重结晶

在药物合成中分离出的最终产物或中间体往往都是不纯的，常常混杂了少量的杂质。这些杂质通常是未反应完的原料、反应副产物或催化剂等。为了获得纯粹的产品，通常采用重结晶方法提纯。

重结晶的一般操作过程如下。

（1）将粗品溶解在估计量的3/4的溶剂中，加入几粒沸石，加热至沸腾回流，制成饱和溶液。若有有色杂质，可加入被精制物质量比的 $1\% \sim 2\%$ 的活性炭脱色。活性炭不要在溶液很热时加入，以免溶液发生暴沸。

（2）混合物加热回流 $5 \sim 10$ 分钟后，将热溶液趁热过滤，除去机械杂质和不溶性组分以及活性炭。

（3）将滤液静置，自然冷却，被纯化物质慢慢地从母液中析出。如溶液不易形成结晶，可用玻棒摩擦瓶壁，或放入几粒纯结晶作为晶种，以加速结晶。

（4）用布氏漏斗抽滤，将结晶从母液中分离出来。

（5）用少量纯净冷溶液洗涤并干燥。

如发现晶体纯度不符合要求（如熔点），可重复重结晶操作，直到达到纯度要求为止。

如果单用一种溶剂重结晶效果不好，可采用混合溶剂，这种重结晶方法称为混合重结晶法。混合溶剂应该是互溶的，待纯化的结晶应易溶于其中一种溶剂而不溶或难溶于另一种溶剂。一般操作方法是将物质先溶于易溶的溶剂中制成热的溶液，然后滴加难溶该物质的溶剂，直至微呈浑浊或开始析出结晶，再加入几滴第一种溶剂使溶液变澄清，然后放置冷却，按常法处理。

四、液体化合物的提纯方法

有机合成产生的液体化合物的分离纯化一般采用蒸馏方法。在常压下，简单蒸馏主要用于沸点为 40～150℃的液体，这是因为许多物质在 150℃以上已经显著分解。某些化合物在正常沸点以下的温度蒸馏时有可能发生分解、氧化或分子重排，有时在较高的温度下所含的杂质也可能促进这些反应，在这种情况下可考虑减压蒸馏。当待分离的组分间的沸点差小于 30℃时，就要用精馏的方法进行分离。如物质的沸点相差不多，分离这种混合物时，最好使用高效分馏柱来分离这种混合液。对沸点相近、加热易分解的高沸点混合物，或常压下蒸汽压相差不大而减压时相差较大的混合物，则常采用减压分馏。水蒸气蒸馏法常常应用于与水不相溶的挥发性有机化合物的分离纯化。这一方法是将水与有机混合物一起蒸馏，由于互不相溶的混合物的沸点要比沸点最低组分的沸腾温度还要低，所以在相对温和条件下（＜100℃），与水不混溶的挥发性液体或固体被蒸出分离，蒸馏瓶中只剩下不挥发性物。利用共沸蒸馏的方法，在加热反应中加入能与水形成共沸物的溶剂（如苯等），装上分水器，能将反应中的水带出。

五、固体化合物的提纯方法

固体化合物的分离纯化主要有重结晶、过滤和酸碱处理法等。酸碱处理法是利用产物、副产物、原料等酸碱性的不同，通过调节不同的 pH 值使它们分别溶于水与其他有机溶剂中，从而使产物与杂质分离。这是在药物合成中常用的分离手段，方便、易行；但产物的纯度不是太高，但与重结晶结合使用，能获得满意的结果。

六、其他的分离纯化方法

薄层层析和柱层析也是常用的分离纯化方法。其他的常用分离纯化方法有萃取操作，主要进行下列分离。

（1）用有机溶剂从水溶液中萃取有机反应产物。

（2）通过水萃取从反应混合物中除去酸碱催化剂或无机盐。

（3）用稀碱或稀无机酸溶液萃取有机溶剂中的酸或碱，使之与其他有机化合物分离。

第七节 实验产率的计算

在药物的合成实验中，产物的实际产率是以百分率来计算：

$$产率（\%）= \frac{实际产量（克）}{理论产量（克）} \times 100\%$$

理论产量是指根据反应方程式将原料全部转化为产物时计算的量，通常以最少的原料的投料摩尔数作为产物的摩尔数，将其乘以产物的分子量即得产物的理论产量。

实际产量是指实验中实际得到的产物的量。由于在实验过程中反应不完全、副产物的生成和分离纯化时的损失，实际产量通常低于理论产量。因此，常用产率来衡量反应进行的情况和实验的操作水平。

例如在实验中，原料投料量如下，最后得到 4.0g 阿司匹林的精品。

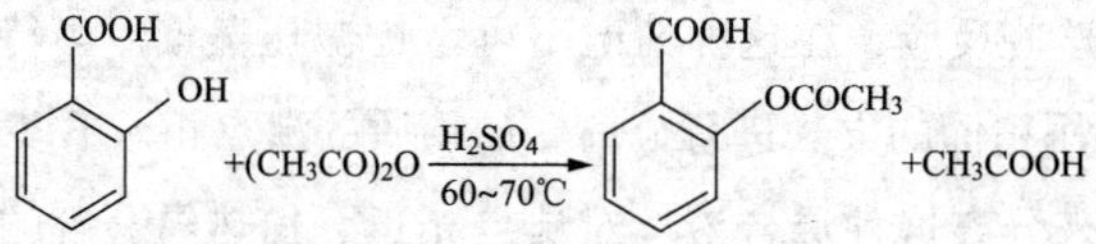

原料名称	分子量	投料量	摩尔数	实际投料摩尔比
水杨酸	138.12	5.0g	0.036	1
醋酐	102.09	7.5g	0.073	2

从投料量中可看出，醋酐过量。因此，理论产量应根据生成阿司匹林的摩尔数及阿司匹林的分子量来计算。

理论产量 $=0.036 \times 180.6 = 6.50g$

实际产量 $=4.0g$

产率 $=4.0 \div 6.50 \times 100\% = 61.54\%$

第八节　实验预习、记录和报告

一、实验预习

在实验前，对所做的实验应该做好预习工作。预习工作包括反应的原理，可能发生的反应现象，合成反应的副反应、反应机制、实验操作的原理和方法，产物提纯的原理和方法，注意事项及实验中可能出现的危险及处置方法，应给出详细的报告。同时还要了解反应中化学试剂的化学计量学用量，对化学试剂和溶剂的理化常数等要记录在案，以便查询。

二、实验记录

进行实验时要做到操作认真、观察仔细、积极思考，并把所有观察到的现象、实验时间、原始数据、操作步骤均应及时、准确、详细地记录在实验记录本上。实验记录应记录在专门的实验记录本上，实验记录本应有连续页码，以保证实验记录的完整性、连续性和原始性。将实验情况记录在便条纸、餐巾纸、纸巾等容易失落或损失的地方的任何做法都是错误的。另外，记录要做到简要明确，字迹整洁。

三、实验报告

常见实验记录格式：

实验人：　　　　　实验日期：　　　　　天气：　　　　　温度：

1. 实验目的

2. 实验原理

3. 实验器材

4. 实验步骤及现象

写出简单明了的实验步骤（不要照抄实验内容），步骤中的文字可用符号简化，例如：试剂写分子式、加热＝Δ、加入＝＋、沉淀＝↓、气体＝↑。每步操作之间用→表示。注意在实验报告中附上实验装置图。

5. 实验结果

在实验结果中标明实验现象及最终产品的质量、晶型、颜色，熔点和熔距，并计算每一步反应的产率和产品的总产率。有鉴别实验的还须标明结果呈阳性还是阴性。

6. 讨论

根据实验情况，对观察到的现象及结果进行讨论，或对本实验提出改进意见。也可由教师指定回答部分思考题。

第二部分
基础性实验

>>>

实验一　药物水解变质实验

一、实验目的

1. 掌握不同化学结构的药物发生水解的原理。
2. 熟悉影响水解反应的外界因素。
3. 认识防止药物发生水解反应所采取的措施的重要性。

二、实验原理

1. 常见药物水解类型

易发生水解反应的药物在化学结构上含有易被水解的基团，包括：盐类、酯类、酰胺类、苷类、酰肼类、酰尿类、活泼卤素化合物、缩氨、多聚糖、蛋白质、多肽等。其中以盐类、酯类、酰胺类、苷类的水解较为常见。

（1）酯类药物的水解反应：

$$R-\overset{\overset{\displaystyle O}{\|}}{C}-CR' + H_2O \Longrightarrow RCOOH + R'OH$$

（2）酰胺类药物的水解反应：

$$R-\overset{\overset{\displaystyle O}{\|}}{C}-NHR' + H_2O \Longrightarrow RCOOH + R'NH_2$$

酯类、酰胺类等酰基衍生物药物的水解反应在酸性和碱性条件下都可进行，且在碱性条件下的水解反应速度比酸性条件下的水解反应速度快，并能完全水解。

2. 影响药物水解的外界因素

（1）水分的影响：药物的水解必须在水分的存在下才能发生。

（2）溶液的酸碱性影响：药物的水解速度与溶液的酸碱度有关。如药物中最常见的酰胺、酯、苷类等，一般来说溶液的 pH 值愈大，愈易水解。

（3）温度的影响：药物的水解速度与溶液的温度变化有关，一般来说温度升高，水解速度加快，实验规律为，温度每升高 10℃，水解反应速度增加 2~4 倍。

（4）重金属离子的影响：某些重金属离子的存在可促使药物的水解。如铜、铁、锌等金属离子可促使青霉素、维生素 C 等药物的水解。

3. 典型药物的水解变质

（1）盐酸普鲁卡因发生水解反应酯键断裂，水解产物是二乙胺基乙醇，其蒸汽使湿润的红色石蕊试纸变蓝。

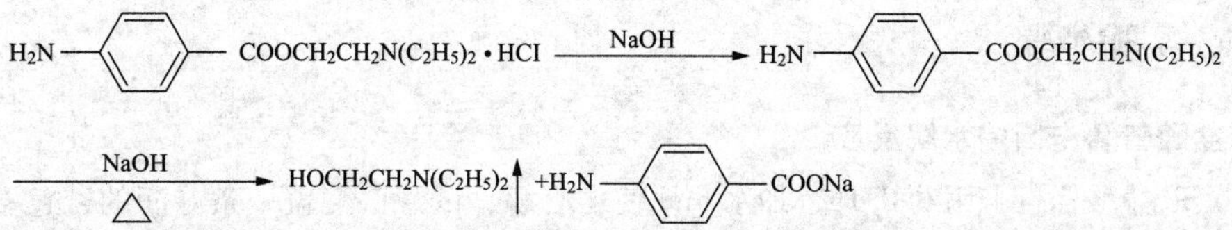

$$H_2N-\bigcirc-COOCH_2CH_2N(C_2H_5)_2 \cdot HCl \xrightarrow{NaOH} H_2N-\bigcirc-COOCH_2CH_2N(C_2H_5)_2$$

$$\xrightarrow[\triangle]{NaOH} HOCH_2CH_2N(C_2H_5)_2\uparrow + H_2N-\bigcirc-COONa$$

（2）青霉素钠为强碱弱酸盐，加入稀盐酸则析出游离青霉素的白色沉淀，此沉淀能在乙醇、醋酸戊酯、三氯甲烷、乙醚或过量的盐酸中溶解。青霉素具有 β-内酰胺结构，易发生水解反应，在弱酸条件下发生水解及分子内重排生成青霉二酸的白色沉淀。

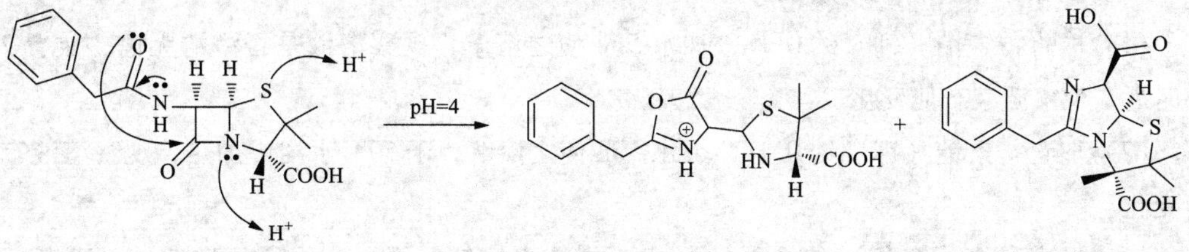

（3）苯巴比妥钠具有丙二酰脲结构，易水解开环失效，不同水解条件产物不同。与氢氧化钠溶液一起加热时，水解并放出氨气，使湿润的红色石蕊试纸变蓝。

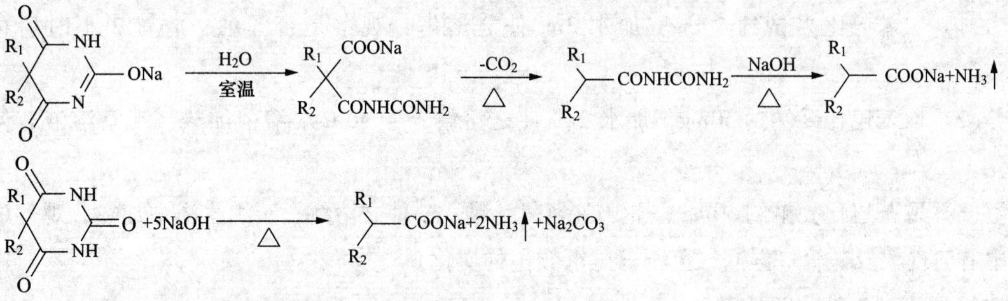

（4）尼可刹米具有酰胺结构，与碱共热时，水解产物为二乙胺和烟酸钠，二乙胺具有臭气并能使湿润的红色石蕊试纸变蓝。

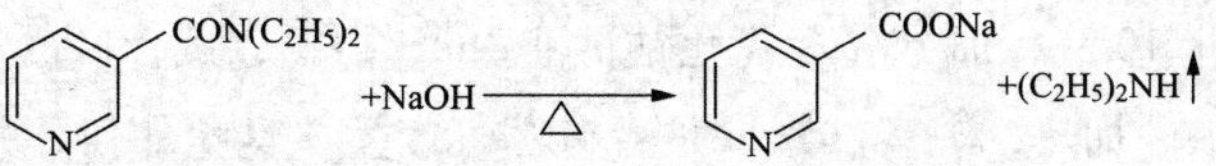

三、实验器材

1. 药品　盐酸普鲁卡因、青霉素钠或青霉素钾（粉针剂）、苯巴比妥钠（粉针剂）、尼可刹米。

2. 试剂　10% 氢氧化钠溶液、稀盐酸。

3. 仪器　天平、电热恒温水浴锅、药匙、试管、试管夹、量筒、烧杯、滴管、石蕊试纸等。

四、实验步骤

1. 盐酸普鲁卡因的水解反应

（1）取盐酸普鲁卡因约 0.1g，加水 3ml 使之溶解，试管口覆盖一条湿润的红色石蕊试纸，于沸水浴中加热，观察石蕊试纸颜色的变化。

（2）取盐酸普鲁卡因约 0.1g，加水 3ml 使之溶解，加 10% 氢氧化钠溶液 1ml，振摇，试管口覆盖一条湿润的红色石蕊试纸，于沸水浴中加热，观察石蕊试纸颜色的变化。

2. 青霉素钠（钾）的水解反应

（1）取青霉素钠（钾）约 0.1g，加水 5ml 使之溶解，观察溶液是否澄清无色，放置 2 小时后，观察溶液有何变化。

（2）取青霉素钠（钾）约 0.1g，加水 5ml 使之溶解，于 50℃ 水浴中加热，观察溶液有何变化。

（3）取青霉素钠（钾）约 0.1g，加水 5ml 使之溶解，缓慢滴加稀盐酸溶液，不断振摇，观察有何现象发生。

3. 苯巴比妥钠的水解反应

（1）取苯巴比妥钠约 50mg，加水 2ml 使之溶解，观察是否浑浊，放置 2 小时后再观察。

（2）取苯巴比妥钠约 50mg，加水 2ml 使之溶解，于 50℃ 水浴中加热，观察溶液有何变化。

（3）取苯巴比妥钠约 50mg，加 10% 氢氧化钠 2ml 使之溶解，于沸水浴中加热，观察试管中有何现象及试管口湿润红色石蕊试纸颜色的变化。

4. 尼可刹米的水解反应

（1）取尼可刹米 10 滴，加水 3ml，振摇，试管口覆盖一条湿润的红色石蕊试纸，于沸水浴中加热，观察石蕊试纸颜色的变化。

（2）取尼可刹米 10 滴，加 10% 氢氧化钠试液 3ml，振摇，试管口覆盖一条湿润的红色石蕊试纸，于沸水浴中加热，观察试管口是否有蒸气产生，臭味如何，并观察石蕊试纸颜色的变化。

五、注意事项

1. 有青霉素过敏史者特别注意！
2. 每组实验均应平行操作，如试剂、剂量、反应条件、时间等。

六、思考题

1. 哪些结构类型的药物易发生水解反应？
2. 影响药物水解变质的外因有哪些？
3. 对于易水解的药物应该采取怎样的措施防止其水解？

七、实验报告内容

写出实验目的、原理，记录实验过程、现象及结果，并进行分析与讨论。

八、实验评分标准

测试项目	评分细则	分数
实验准备	1. 实验预习 2. 实验仪器准备、玻璃仪器洗涤	10 10
实验操作	1. 药品、试剂取用准确、规范 2. 按规程操作 3. 准确、及时记录实验现象 4. 注意操作安全、规范	15 15 10 10
清场、整理	1. 使器皿、用具恢复初始状态 2. 清洁器具、整理台面	5 5
结果与分析	实验现象及原理分析符合要求	10
实训报告	格式符合要求、条理清晰、结论正确	10

实验二 药物氧化变质实验

一、实验目的

1. 掌握不同化学结构的药物发生氧化变质反应的原理。
2. 熟悉影响氧化变质反应的外界因素。
3. 认识防止药物发生氧化变质反应所采取的措施的重要性。

二、实验原理

1. 常见药物的氧化变质反应类型

药物的自动氧化过程是指药物在空气中被氧气自发引起的游离基链式反应，能发生自动氧化反应的官能团类型主要有以下几类。

（1）含有不饱和的碳－碳双键结构的药物易被氧化。

（2）结构中含有酚羟基的药物均易被氧化，含酚羟基结构数量越多，越易被氧化，氧化产物多为有色化合物。

（3）含芳香伯胺结构的药物易被氧化成有色的醌型化合物、偶氮化合物或氧化偶氮化合物。

（4）具有脂肪性或芳香性巯基的药物均有还原性，因硫原子的电负性小于氧，易失去电子，故巯基比酚羟基或醇羟基更易被氧化。

（5）其他类：醛类药物由于含有醛基，也能在一定的条件下被氧化成酸。醇羟基通常情况下还原性较弱，但若具有连烯二醇结构或 α－羟基 β－氨基结构的药物，其还原性将增强。此外，吩噻嗪类药物也易被氧化，母核结构被氧化为醌型化合物和亚砜。

2. 影响药物自动氧化的外界因素

（1）氧的影响：氧是药物发生自动氧化反应的必需条件，故能够发生自动氧化的药物应尽可能地避免和氧接触。

（2）光线的影响：光线能促进药物的自动氧化，其原因主要是光能使氧分子由基态转变为激发态，成为活性氧，促进自由基的形成。一般情况下，为了避免药物受光的影响，通常将药物贮存于有色玻璃容器或避光容器中。

（3）金属离子的影响：金属离子主要是来自于原料、辅料、容器、溶剂等，它们以微量杂质的形式存在于药物之中。常见的有 Cu^{2+}、Fe^{3+}、Pb^{2+}、Mn^{2+} 等，这些金属离子可以促进药物的自动氧化。因此为避免金属离子的影响，常在药物中加入适量的金属配合剂，如乙二胺四乙酸二钠（EDTA－2Na），以减少金属离子的含量，从而增加药物的稳定性。

（4）温度的影响：一般情况下，若温度升高，则化学反应速度加快。因此易发生自动氧化的药物应在生产和贮存过程中应选择适当的温度条件以防止自动氧化反应的发生。

（5）溶液酸碱性的影响：药物的自动氧化反应受溶液酸碱性的影响，且有些药物的自动氧化反应需要氢离子或氢氧根离子的参与。

3. 典型药物的氧化变质

（1）对氨基水杨酸钠脱羧后，生成间氨基酚，易被氧化，生成二苯醌型化合物，颜色逐渐变深，可显淡黄、黄或红棕色。

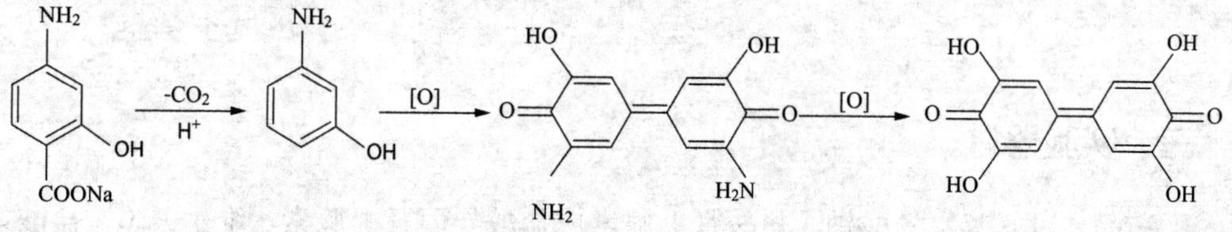

（2）肾上腺素结构中的邻苯二酚具有较强的还原性，易发生氧化变质反应。遇空气中的氧或弱氧化剂（过氧化氢、三氯化铁、碘等）即可被氧化变色，生成红色的肾上腺素红，继而为棕色的多聚体。

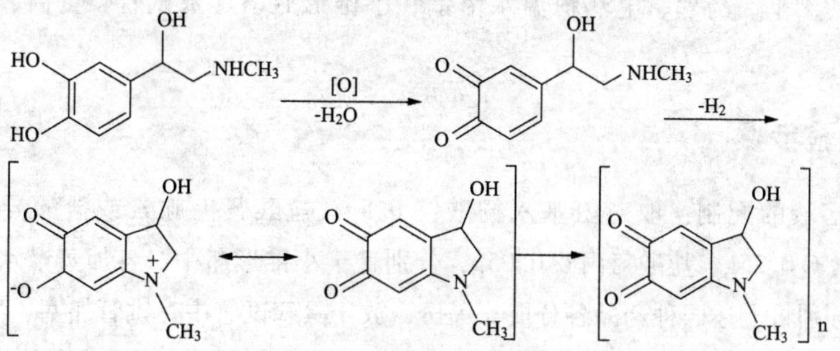

（3）维生素 C 结构中的连二烯醇，具有很强的还原性，发生氧化等一系列反应后生成黄色物质。

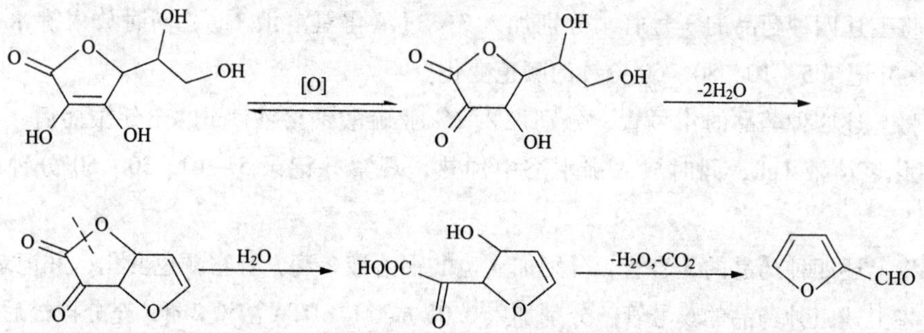

（4）氯丙嗪结构中具有吩噻嗪环，在空气或日光中放置，渐变为红色，其原因主要是分子中脂链部分断裂，吩噻嗪环易氧化生成醌型化合物和亚砜化合物。

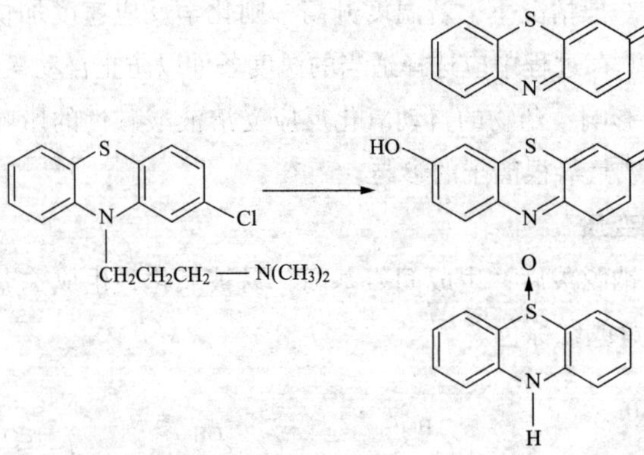

三、实验器材

1. 药品 对氨基水杨酸钠、盐酸肾上腺素或盐酸异丙肾上腺素、维生素 C、盐酸氯丙嗪。

2. 试剂 10%氢氧化钠溶液、稀盐酸、3%过氧化氢溶液、2%亚硫酸氢钠溶液、硫酸铜试液、0.05mol/L EDTA－2Na 溶液。

3. 仪器 天平、药匙、电热恒温水浴锅、小锥形瓶、具塞试管、量筒、滴管、试管夹等。

四、实验步骤

1. 样品溶液的配制：取对氨基水杨酸钠 0.5g、盐酸肾上腺素或盐酸异丙肾上腺素 0.5g、维生素 C 0.25g、盐酸氯丙嗪 0.05g，分别置于小锥形瓶中，各加蒸馏水 30ml，振摇使之溶解；分别将上述四种药品各分成 6 等份，放于具塞试管中，试管加塞、编号。

2. 将上述四种药品的 1 号管，同时拔去塞子，暴露在空气中，同时放在日光的直接照射下（或紫外光下），观察其颜色变化，并记录。

3. 将上述四种药品的 2 号管，同时拔去塞子，沸水浴加热，观察其颜色变化，并记录。

4. 将上述四种药品的 3 号管，分别加入 3%过氧化氢溶液 1ml，同时放入沸水浴中加热，观察并记录 5、10、30、60 分钟的颜色变化。

5. 将上述四种药品的 4 号管，分别加入 2%亚硫酸钠溶液 2ml，充分振摇后，再加入 3%过氧化氢溶液 1ml，同时放入沸水浴中加热，观察并记录 5、10、30、60 分钟的颜色变化。

6. 将上述四种药品的 5 号管，分别加入硫酸铜溶液 2 滴，观察颜色变化，并记录。

7. 将上述三种药品的 6 号管，分别加入 0.05 mol/L EDTA 溶液 2ml，充分振摇后，再加入硫酸铜试液 2 滴，观察颜色变化，并记录。

五、注意事项

每组实验均应平行操作，如试剂、剂量、反应条件、反应时间等。

六、思考题

1. 哪些结构类型的药物易发生氧化反应？

2. 影响药物氧化变质的外因有哪些？

3. 实验步骤（5）中若加入2%亚硫酸钠溶液2ml之前，先加入适量的盐酸，实验最后还会出现相同的现象吗？

4. 对于易氧化的药物应该采取怎样的措施防止其氧化？

七、实验报告内容

写出实验目的、原理，记录实验过程、现象及结果，并进行分析与讨论。

八、实验评分标准

测试项目	评分细则	分数
实验准备	1. 实验预习	10
	2. 实验仪器准备、玻璃仪器洗涤	10
实验操作	1. 药品、试剂取用准确、规范	15
	2. 按规程操作	15
	3. 准确、及时记录实验现象	10
	4. 注意操作安全、规范	10
清场、整理	1. 使器皿、用具恢复初始状态	5
	2. 清洁器具、整理台面	5
结果与分析	实验现象及原理分析符合要求	10
实训报告	格式符合要求、条理清晰、结论正确	10

实验三　中枢神经系统药物的性质实验

一、实验目的

1. 掌握几种常用中枢神经系统药物的结构特点、主要理化性质、反应原理及在定性鉴别中的应用。

2. 学会应用药物的理化性质进行药物定性鉴别的方法与基本操作。

二、实验原理

1. 苯巴比妥

（1）结构

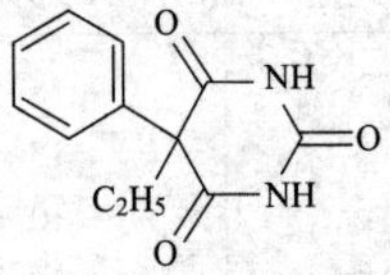

（2）银盐反应：本品具有丙二酰脲结构，在碳酸钠溶液中与硝酸银试液作用，生成可溶性的白色一银盐，加入过量的硝酸银试液可生成不溶性的二银盐白色沉淀。

（3）铜盐反应：本品具有丙二酰脲结构，在吡啶溶液中与铜吡啶试液作用生成紫色沉淀。

（4）水解反应：本品具有丙二酰脲结构，在碱性条件下加热水解，生成氨气。

（5）苯环的反应：①可与亚硝酸钠－硫酸试液作用，即显橙黄色，随即转橙红色；②能与甲醛－硫酸试剂作用，交界面产生玫瑰红色。

2. 地西泮

（1）结构

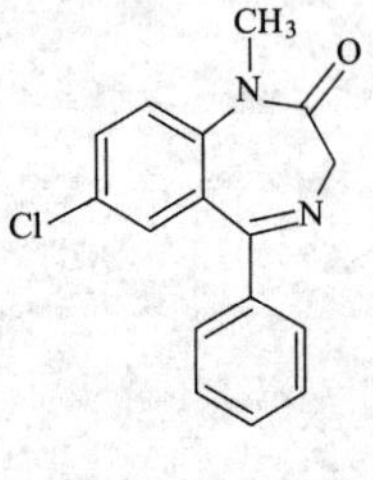

（2）荧光反应：本品具有苯二氮䓬母核，溶于硫酸后，在紫外光灯（365nm）下检视，显黄绿色荧光。

（3）水解反应：本品具有内酰胺及亚胺的结构，在酸性或碱性溶液中，受热易水解，水解产物无芳香伯胺结构。

（4）与碘化铋钾试液反应：本品具有叔胺结构，遇碘化铋钾试液，即产生橙红色沉淀，放置颜色加深。

3. 苯妥英钠

（1）结构

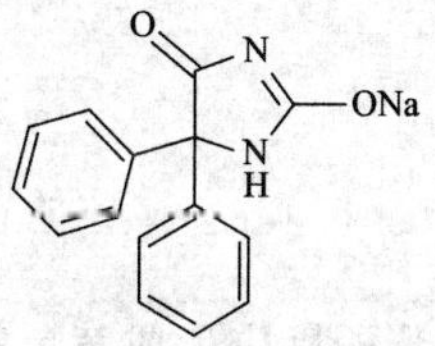

（2）汞盐反应：本品具有乙内酰脲结构，水溶液加氯化汞试液，可生成白色沉淀，沉淀在氨试液中不溶。

（3）铜盐反应：本品具有乙内酰脲结构，在吡啶溶液中与铜吡啶试液作用生成蓝色沉淀。

（4）水解反应：本品具有酰脲结构，与碱加热可分解产生二苯基脲基乙酸，最后生成二苯基氨基乙酸，并释放出氨气。

4. 盐酸氯丙嗪

（1）结构

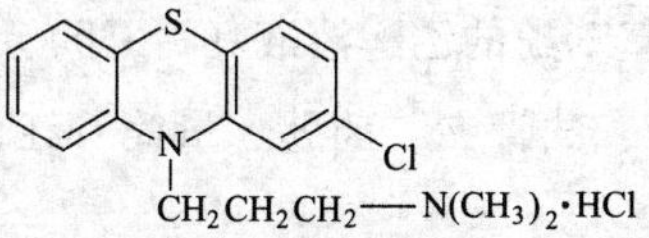

（2）氧化反应：本品结构中的吩噻嗪环易被氧化。水溶液遇氧化剂时氧化变色：①加硝酸后显红色，渐变淡黄色；②与三氯化铁试液反应，显红色。

5. 盐酸吗啡

（1）结构

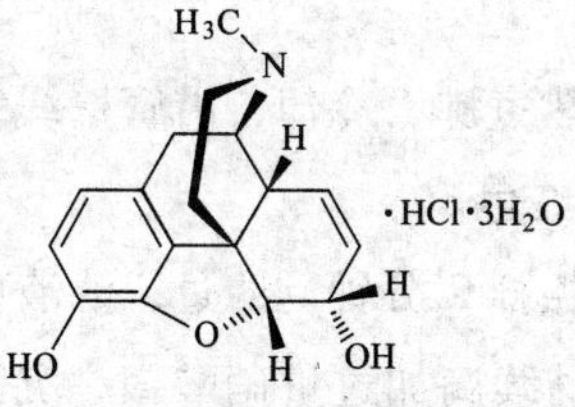

（2）与铁氰化钾试液反应：吗啡酚羟基邻位 C_2 具有弱还原性，与铁氰化钾试液反应，吗啡被氧化为双吗啡，三价铁氰化钾被还原为二价亚铁氰化钾，再与三氯化铁反应，生成亚铁氰化铁，显蓝绿色。

$$4C_{17}H_{19}O_3N + 4K_3[Fe(CN)_6] \longrightarrow H_4[Fe(CN)_6] + 2C_{34}H_{36}O_6N_2 + 3K_4[Fe(CN)_6]$$

$$3K_4[Fe(CN)_6] + 4FeCl_3 \longrightarrow Fe_4[Fe(CN)_6]_3 + 12KCl$$

（3）生物碱显色试剂反应：本品为生物碱类药物，可与生物碱显色试剂反应。①与甲醛－硫酸试液反应，显蓝紫色（Marquis 反应）；②与钼硫酸试液反应显紫色，继而变为蓝色，最后变为棕绿色（Frohde 反应）。

6. 盐酸哌替啶

（1）结构

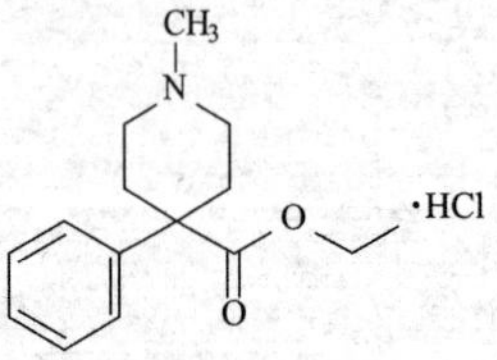

（2）与三硝基苯酚反应：本品结构中具有哌啶环，与三硝基苯酚反应生成黄色结晶性的沉淀。

（3）本品为强酸弱碱盐，与碳酸钠溶液作用，析出游离哌替啶，为油滴状物。

三、实验器材

1. 药品　苯巴比妥、地西泮、苯妥英钠、盐酸氯丙嗪、盐酸吗啡、盐酸哌替啶。

2. 试剂　硫酸、亚硝酸钠、甲醛试液、碳酸钠试液、硝酸银试液、吡啶溶液（1→10）、铜吡啶试液、10%氢氧化钠溶液、盐酸（1→2）、0.1mol/L 的亚硝酸钠溶液、碱性 β－萘酚试液、稀碘化铋钾试液、氯化汞试液数滴、氨试液、硝酸、三氯化铁试液、甲醛－硫酸试液、钼硫酸试液、稀铁氰化钾试液、乙醇、三硝基苯酚的乙醇溶液（1→30）。

3. 仪器　天平、紫外光灯、电热恒温水浴锅、试管、试管夹、药匙、量筒、红色石蕊试纸、烧杯、滴管等。

四、实验步骤

1. 苯巴比妥

（1）取本品约 10mg，加硫酸 2 滴与亚硝酸钠约 5mg，混合，即显橙黄色，随即转橙红色。

（2）取本品约 50mg，置试管中，加甲醛试液 1ml，加热煮沸，冷却，沿管壁缓缓加入硫酸 0.5ml，使之成两液层，置水浴中加热，交界处显玫瑰红色。

（3）取本品约 100mg，加碳酸钠试液 1ml 和水 10ml，振摇 2 分钟，滤过，滤液中逐渐加入硝酸银试液，即生成白色沉淀，振摇，沉淀即溶解，继续滴加过量硝酸银，沉淀不再溶解。

（4）取本品约 50mg，加吡啶溶液（1→10）5ml，溶解后，加铜吡啶试液 1ml，即生成紫色沉淀。

（5）取本品约 50mg，加 10%氢氧化钠溶液 2ml，加热煮沸，产生的气体能使湿润的红色石蕊试纸变蓝。

2. 地西泮

（1）取本品约 10mg，加盐酸（1→2）10ml，水浴中缓缓煮沸 15 分钟，放冷，加

0.1mol/L的亚硝酸钠溶液4~5滴，充分振摇，再滴加碱性β-萘酚试液数滴，不生成红色偶氮沉淀。

（2）取本品约10mg，加硫酸3ml，振摇使溶解，在紫外光灯（365nm）下检视，显黄绿色荧光。

（3）取本品约10mg，加硫酸2ml，振摇使溶解，滴加稀碘化铋钾试液，即生成橙红色沉淀。

3. 苯妥英钠

（1）取本品约100mg，加水2ml溶解后，加氯化汞试液数滴，即生成白色沉淀；沉淀在氨试液中不溶。

（2）取本品约50mg，加吡啶溶液（1→10）5ml，溶解后，加铜吡啶试液1ml，即生成蓝色沉淀。

（3）取本品约50mg，加10%氢氧化钠溶液2ml，加热煮沸，产生的气体能使湿润的红色石蕊试纸变蓝。

4. 盐酸氯丙嗪

（1）取本品约10mg，加水溶解后，加硝酸5滴，即显红色，渐变淡黄色。

（2）取本品约10mg，加水溶解后，加三氯化铁试液数滴，即显红色。

5. 盐酸吗啡

（1）取本品约1mg，加甲醛硫酸试液1滴，即显紫堇色。

（2）取本品约1mg，加钼硫酸试液0.5ml，即显紫色，继变为蓝色，最后变为棕绿色。

（3）取本品约1mg，加水溶解后，加稀铁氰化钾试液1滴，即显蓝绿色。

6. 盐酸哌替啶

（1）取本品约50mg，加乙醇5ml溶解后，加三硝基苯酚的乙醇溶液（1→30）5ml，振摇，即生成黄色结晶性的沉淀；放置，滤过，沉淀用水洗净后，在105℃干燥2小时，测定熔点为188~191℃。

（2）取本品约50mg，加水5ml溶解后，加碳酸钠试液2ml，振摇，即生成油滴状物。

（3）取本品约10mg，加甲醛-硫酸试液1滴，即显橙红色。

五、注意事项

1. 若供试品为制剂，应先进行处理，然后称取适量的样品，照上述方法进行，实验现象应与原料药相同；若供试品为注射剂，则可直接取注射液进行实验。

2. 苯巴比妥与10%氢氧化钠溶液共热时易发生爆沸，操作中应特别注意加热部位及振摇，并不得将试管口向人进行加热操作。

六、思考题

1. 如何用化学方法将苯巴比妥与苯妥英钠区分开？

2. 盐酸氯丙嗪在制剂、贮存中应注意哪些问题，为什么？

3. 盐酸哌替啶为什么可以制成水针剂？

七、实验报告内容

写出实验目的、原理，记录实验过程、现象及结果，并进行分析与讨论。

八、实验评分标准

测试项目	评分细则	分数
选择仪器	根据实验要求，正确选择所用称量仪器、实验用具	10
实验操作	1. 药品、试剂取用准确、规范	20
	2. 按规程操作	20
	3. 准确、及时记录数据	10
	4. 注意操作安全、规范	10
清场、整理	1. 使器皿、用具恢复初始状态	5
	2. 清洁器具、整理台面	5
结果与分析	实验现象及原理分析符合要求	10
实训报告	格式符合要求、条理清晰、结论正确	10

实验四 外周神经系统药物的性质实验

一、实验目的

1. 掌握几种常用外周神经系统药物的结构特点、主要理化性质、反应原理及在定性鉴别中的应用。

2. 学会应用药物的理化性质进行药物定性鉴别的方法与基本操作。

二、实验原理

1. 溴新斯的明

（1）结构

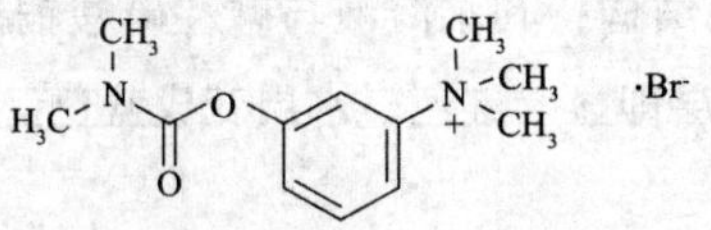

（2）酯键的水解：本品具有氨基甲酸酯结构，与氢氧化钠溶液共热时，酯键可水解生成间二甲氨基苯酚钠及二甲氨基甲酸钠；前者与重氮苯磺酸试液发生偶合反应，生成红色偶氮化合物。

（3）溴化物的鉴别：本品为溴化物，可与硝酸银试液反应，生成淡黄色凝乳状沉淀；此沉淀微溶于氨试液，不溶于硝酸。

2. 硫酸阿托品

（1）结构

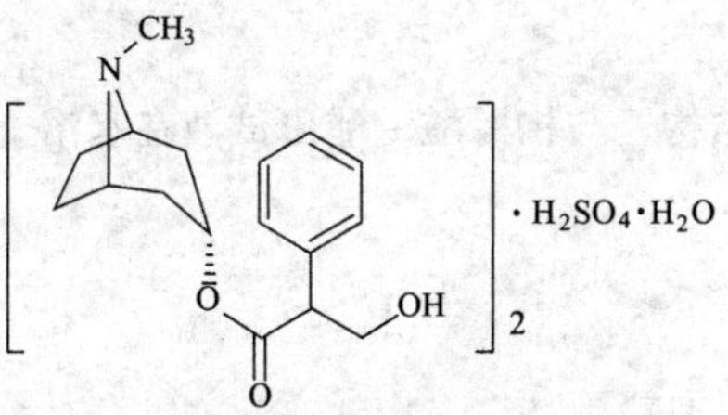

（2）Vitali 反应：本品具有酯键结构，水解生成莨菪酸，可发生 Vitali 反应，即与发烟硝酸共热，水解生成的莨菪酸发生硝基化反应，生成三硝基衍生物，遇氢氧化钾的乙醇溶液，分子内双键重排，生成醌型物，初显紫堇色，继变为暗红色，最后颜色消失，这是含有莨菪酸结构的托烷类生物碱的特征鉴别反应。

（3）碱性：本品游离体因碱性较强，可与氯化汞作用，析出黄色氧化汞沉淀。

3. 肾上腺素

（1）结构

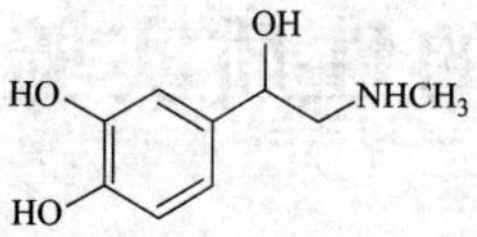

（2）氧化反应：本品含有邻苯二酚结构，具有较强的还原性。本品的稀盐酸溶液加入过氧化氢试液，煮沸，即显血红色。

（3）三氯化铁反应：本品含有邻苯二酚结构，遇三氯化铁试液即显翠绿色，加入氨试液，即变紫色，最后变为紫红色。

4. 盐酸麻黄碱

（1）结构

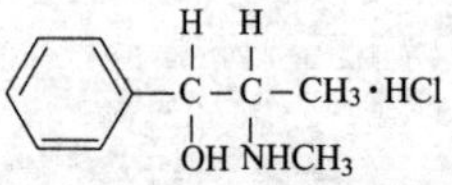

（2）氨基醇官能团的鉴别反应：本品含有氨基醇结构，其水溶液与碱性硫酸铜试液作用，生成蓝紫色配合物；加乙醚振摇后，放置，乙醚层即显紫红色，水层变成蓝色。

（3）显氯化物的鉴别反应。

5. 马来酸氯苯那敏

（1）结构

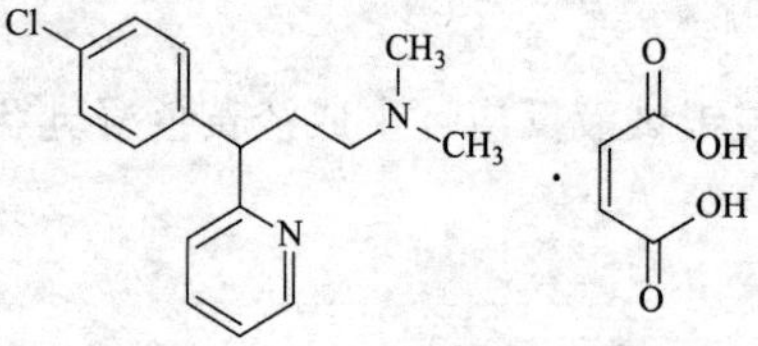

（2）与高锰酸钾的反应：本品结构中的马来酸具有不饱和双键，加稀硫酸及高锰酸钾试液，红色褪去。

（3）枸橼酸－醋酐反应：本品结构中有叔胺结构，与枸橼酸－醋酐试液在水浴上加热，呈红紫色。

6. 盐酸普鲁卡因

（1）结构

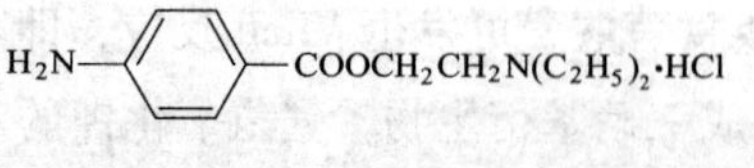

（2）酯键的水解：本品含有酯键结构，其水溶液加氢氧化钠溶液后游离，析出普鲁卡因白色沉淀，加热酯键水解，生成二乙氨基乙醇（蒸气使湿润的红色石蕊试纸变蓝）和对氨基苯甲酸钠，放冷，加盐酸酸化，即析出对氨基苯甲酸白色沉淀，此沉淀能在过量的盐酸中溶解。

（3）重氮化－偶合反应：本品结构中具有芳香伯胺基结构，在稀盐酸中与亚硝酸钠生成重氮盐，加碱性 β－萘酚试液发生偶合反应，生成红色的偶氮化合物。

（4）与苦味酸反应：本品具有叔胺结构，其水溶液加苦味酸（三硝基苯酚）试液，即产生黄色复盐沉淀。

7. 盐酸利多卡因

（1）结构

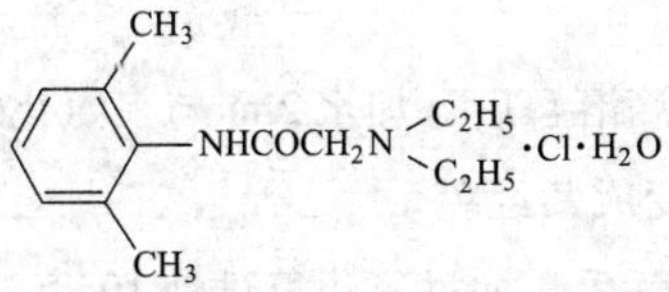

（2）与苦味酸反应：本品具有叔胺结构，其水溶液加三硝基苯酚试液，即产生黄色复盐沉淀。

（3）与金属离子反应：本品的水溶液加硫酸铜和碳酸钠试液，即显蓝紫色，加三氯甲烷振摇后放置，三氯甲烷层显黄色。

三、实验器材

1. 药品　溴新斯的明、硫酸阿托品、肾上腺素、盐酸麻黄碱、马来酸氯苯那敏、盐酸普鲁卡因、盐酸利多卡因。

2. 试剂　20% 氢氧化钠溶液、重氮苯磺酸试液、硝酸银试液、氨试液、硝酸、乙醇、发烟硝酸、固体氢氧化钾、氯化汞试液、氯化钡试液、盐酸、盐酸溶液（9→1000）、三氯化铁试液、过氧化氢试液、硫酸铜试液、乙醚、枸橼酸－醋酐试液、稀硫酸、高锰酸钾试液、稀盐酸、0.1mol/L 亚硝酸钠试液、碱性 β－萘酚试液、10% 氢氧化钠溶液、三硝基苯酚试液、碳酸钠试液、三氯甲烷。

3. 仪器　天平、电热恒温水浴锅、蒸发皿、试管、试管夹、药匙、量筒、红色石蕊试纸、烧杯、滴管等。

四、实验步骤

1. 溴新斯的明

（1）取本品约 1mg，置蒸发皿中，加 20% 氢氧化钠溶液 1ml 与水 2ml，置水浴上蒸干，加水 1ml 溶解后，放冷，加重氮苯磺酸试液 1ml，即显红色。

（2）取本品 0.5g，加水 10ml 溶解，取该溶液 2ml，滴加硝酸银试液，即生成淡黄色凝乳状沉淀；分离，沉淀能在氨试液中微溶，但在硝酸中几乎不溶。

若供试品为溴新斯的明片，取本品的细粉适量（约相当于溴新斯的明 100mg），用乙醇浸渍数次，每次 10ml，合并乙醇液，滤过，滤液置水浴上蒸干，溴新斯的明项下的鉴别项试验，显相同的反应。

2. 硫酸阿托品

（1）取本品约 10mg，加发烟硝酸 5 滴，置水浴上蒸干，得黄色残渣，放冷，加乙醇 2～3 滴湿润，加固体氢氧化钾一小粒，即显深紫色。

（2）取本品约 10mg，加氯化汞试液，可析出黄色氧化汞沉淀，加热后转变成红色。

（3）取本品 0.5g，加水 10ml 溶解，取该溶液 2ml，滴加氯化钡试液，即生成白色沉淀；分离，沉淀在盐酸或硝酸中均不溶解。

3. 肾上腺素

（1）取本品约 2mg，加盐酸溶液（9→1000）2～3 滴溶解后，加水 2ml 与三氯化铁试液 1 滴，即显翠绿色；再加氨试液 1 滴，即变紫色，最后变成紫红色。

（2）取本品 10mg，加盐酸溶液（9→1000）2ml 溶解后，加过氧化氢试液 10 滴，煮沸，即显血红色。

4. 盐酸麻黄碱

（1）取本品约 10mg，加水 1ml 溶解后，加硫酸铜试液 2 滴与 20% 氢氧化钠溶液 1ml，即显蓝紫色；加乙醚 1ml，振摇后，放置，乙醚层即显紫红色，水层变成蓝色。

（2）取本品约 10mg，加水 1ml，完全溶解后，先加氨试液使之成碱性，将析出的沉淀滤过除去。取滤液加硝酸使之成酸性，加硝酸银试液，即生成白色凝乳状沉淀；分离，沉淀加氨试液即溶解，再加硝酸，沉淀复生成。

5. 马来酸氯苯那敏

（1）取本品约 10mg，加枸橼酸 - 醋酐试液 1ml，置水浴上加热，即显红紫色。

（2）取本品约 20mg，加稀硫酸 1ml，滴加高锰酸钾试液，红色消失。

6. 盐酸普鲁卡因

（1）取本品约 50mg，加稀盐酸 1ml，振摇使溶解，加 0.1mol/L 亚硝酸钠试液数滴，再加碱性 β - 萘酚试液数滴，即生成红色沉淀。

（2）取本品约 100mg，加水 2ml 溶解后，加 10% 氢氧化钠溶液 1ml，即生成白色沉淀；水浴加热，白色沉淀消失，变为油状物，产生的蒸气能使湿润的红色石蕊试纸变为蓝色；继续加热至油状物消失后，放冷，加盐酸酸化，即析出白色沉淀。

7. 盐酸利多卡因

取本品 0.2g，加水 20ml 溶解后，照下述方法试验。

（1）取上述溶液 10ml，滴加三硝基苯酚试液数滴，即生成黄色沉淀。

（2）取上述溶液 2ml，加硫酸铜试液 0.2ml 与碳酸钠试液 1ml，振摇，即显蓝紫色；加三氯甲烷 2ml，振摇后放置，三氯甲烷层显黄色。

五、注意事项

1. 若供试品为制剂，应先进行处理，然后称取适量的样品，照上述方法进行，实验现象应与原料药相同；若供试品为注射剂，则可直接取注射液进行实验。

2. 硫酸阿托品加发烟硝酸蒸干，不可直火加热蒸干，否则易炭化影响结果，其水浴蒸干操作应在通风橱中进行。

3. 重氮化 – 偶合反应中，为了避免亚硝酸和重氮盐分解，须在低温下进行。实验过程中必须保持酸性，盐酸的量要多于药物 3 倍。

4. 盐酸普鲁卡因具有芳香伯胺结构，遇光、铁器可加速其氧化变色，所以，取用时应注意避光和避免接触铁器。

5. 盐酸普鲁卡因水解反应试验，加盐酸酸化时要缓慢加入，如滴加过快，过量的盐酸直接与对氨基苯甲酸生成盐酸盐，而观察不到沉淀现象。

六、思考题

1. 能发生 Vitali 反应的药物具有怎样的结构特点？

2. 肾上腺素与盐酸麻黄碱在结构上有何异同？如何鉴别它们？

3. 溴新斯的明的水解反应条件是什么？其水解产物有什么结构特点？

4. 重氮化 – 偶合反应中应注意哪些问题？

七、实验报告内容

写出实验目的、原理，记录实验过程、现象及结果，并进行分析与讨论。

八、实验评分标准

测试项目	评分细则	分数
实验准备	1. 实验预习 2. 实验仪器准备、玻璃仪器洗涤	10 10
实验操作	1. 药品、试剂取用准确、规范 2. 按规程操作 3. 准确、及时记录实验现象 4. 注意操作安全、规范	15 15 10 10
清场、整理	1. 使器皿、用具恢复初始状态 2. 清洁器具、整理台面	5 5
结果与分析	实验现象及原理分析符合要求	10
实训报告	格式符合要求、条理清晰、结论正确	10

实验五　循环系统药物的性质实验

一、实验目的

1. 掌握几种常用循环系统药物的结构特点、主要理化性质、反应原理及在定性鉴别中的应用。

2. 学会应用药物的理化性质进行药物定性鉴别的方法与基本操作。

二、实验原理

1. 卡托普利

（1）结构

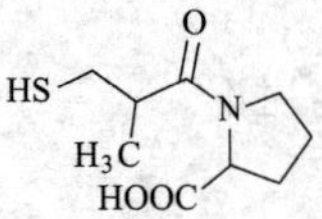

（2）与硝酸成酯的反应：本品结构中的巯基（-SH）能与亚硝酸作用，生成亚硝酰硫醇酯，显红色。

2. 盐酸胺碘酮

（1）结构

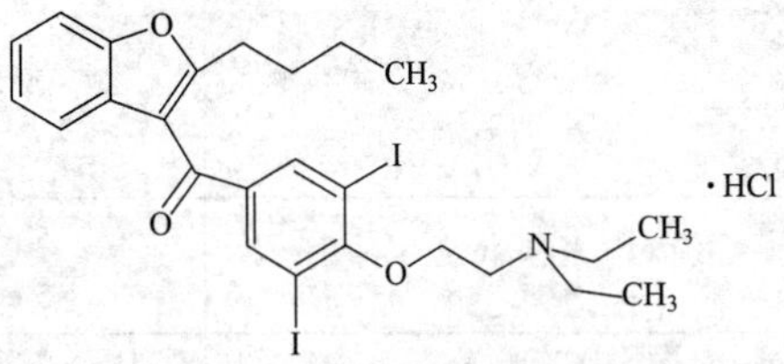

（2）有机碘的鉴别：本品加硫酸加热，苯环结构上的碘原子分解逸出，生成紫色的碘蒸气。

3. 硫酸奎尼丁

（1）结构

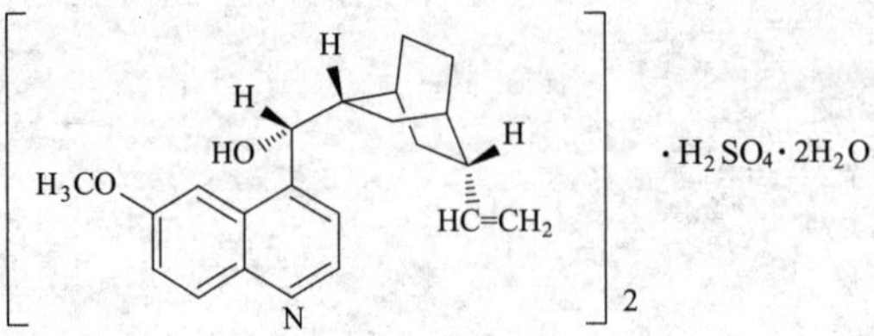

（2）绿奎宁反应：本品是 6' 位含氧喹啉衍生物，其盐类的微酸性溶液，滴加溴水或氯水至微过量，再加入过量的氨水，溶液呈翠绿色。

（3）荧光反应：硫酸奎宁在稀硫酸溶液中显蓝色荧光。

4. 硝酸异山梨酯

（1）结构

（2）水解反应

①本品被硫酸水解、氧化生成硝酸，加硫酸亚铁反应生成一氧化氮，一氧化氮在两液层界面处与硫酸亚铁反应生成硫酸氧氮合亚铁，显棕色环。

$$2HNO_3 + 6FeSO_4 + 3H_2O \rightarrow 3Fe_2(SO_4)_3 + 4H_2O + 2NO$$

$$FeSO_4 + NO \rightarrow Fe(NO)SO_4 \quad （呈棕色环）$$

②本品经硫酸水解后，生成亚硝酸，与儿茶酚反应，生成对 – 亚硝基儿茶酚，在硫酸溶液中生成醌肟，又与过量的儿茶酚缩合成暗绿色靛酚类化合物。

三、实验器材

1. 药品 卡托普利、盐酸胺碘酮、硫酸奎尼丁、硝酸异山梨酯。

2. 试剂 乙醇、亚硝酸钠结晶、稀硫酸、硫酸、盐酸、溴试液、氨试液、硫酸亚铁试液、新制的 10% 儿茶酚溶液。

3. 仪器 天平、试管、试管夹、量筒、小烧杯、滴管、紫外光度计、恒温水浴箱等。

四、实验步骤

1. 卡托普利 取本品约 25mg，加乙醇 2ml 溶解后，加亚硝酸钠结晶少许和稀硫酸 10 滴，振摇，溶液显红色。

2. 盐酸胺碘酮 取本品约 50mg，加硫酸 1ml，微热，即产生碘的紫色蒸气。

3. 硫酸奎尼丁

（1）取本品约 20mg，加水 20ml 溶解后，分取溶液 10ml，加稀硫酸使之成酸性，即显蓝色荧光。

（2）取上述溶液 5ml，加溴试液 1~2 滴后，加氨试液 1ml，即显翠绿色。

4. 硝酸异山梨酯

（1）取本品约 10mg，置试管中，加水 1ml 与硫酸 2ml，摇匀使药品溶解，放冷，沿试管壁缓缓加入硫酸亚铁试液 3ml，不振摇，使之成两液层，界面处出现棕色环。

（2）取本品约 2mg，加新制的 10% 儿茶酚溶液 3ml，摇匀后慢慢滴加硫酸 6ml，溶液变为暗绿色。

五、注意事项

1. 硝酸异山梨酯在室温及干燥状态下较稳定，但遇强热或撞击下会发生爆炸，实验中须加注意。

2. 卡托普利具巯基结构，故有类似蒜的特臭。

3. 若供试药品为片剂，需将片剂研细，取片粉适量，提取滤过，用滤液或残渣进行实验。

六、思考题

1. 心血管系统药物分哪几类，各类有哪些主要的药物？

2. 硝酸异山梨酯鉴别反应（2）中，为什么要先加入新制的 10% 儿茶酚溶液？

七、实验报告内容

写出实验目的、原理，记录实验过程、现象及结果，并进行分析与讨论。

八、实验评分标准

测试项目	评分细则	分数
实验准备	1. 实验预习	10
	2. 实验仪器准备、玻璃仪器洗涤	10
实验操作	1. 药品、试剂取用准确、规范	15
	2. 按规程操作	15
	3. 准确、及时记录实验现象	10
	4. 注意操作安全、规范	10
清场、整理	1. 使器皿、用具恢复初始状态	5
	2. 清洁器具、整理台面	5
结果与分析	实验现象及原理分析符合要求	10
实训报告	格式符合要求、条理清晰、结论正确	10

实验六　解热镇痛药及非甾体抗炎药的性质实验

一、实验目的

1. 掌握几种常用解热镇痛药和非甾体抗炎药物的结构特点、主要理化性质、反应原理及在定性鉴别中的应用。

2. 学会应用药物的理化性质进行药物定性鉴别的方法与基本操作。

二、实验原理

1. 阿司匹林

（1）结构

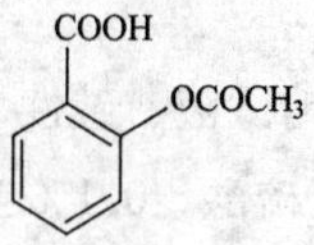

（2）水解反应：本品结构中含有酚酯键，在碳酸钠试液或氢氧化钠试液中水解生成水杨酸钠和醋酸钠，加热时，水解速度加快。用稀硫酸酸化后析出水杨酸白色沉淀，并有醋酸气味。

（3）与三氯化铁反应：本品结构中本身无游离的酚羟基，其水溶液在常温下不与三氯化铁试液显色。但其水解成水杨酸后，具有酚羟基，与三氯化铁试液即可发生显色反应。

2. 对乙酰氨基酚

（1）结构

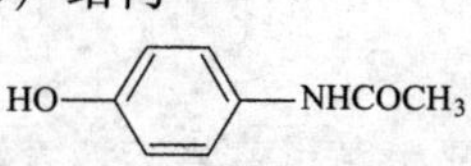

（2）重氮化－偶合反应：本品结构中含有酰胺键，水解后产生对氨基酚，对氨基酚含有芳香伯胺基，可与亚硝酸钠在盐酸酸性条件下生成重氮盐，再与碱性 β－萘酚试液作用下生成红色的偶氮化合物沉淀。

（3）与三氯化铁反应：本品结构中含有游离的酚羟基，可与三氯化铁试液反应显色。

3. 吡罗昔康

（1）结构

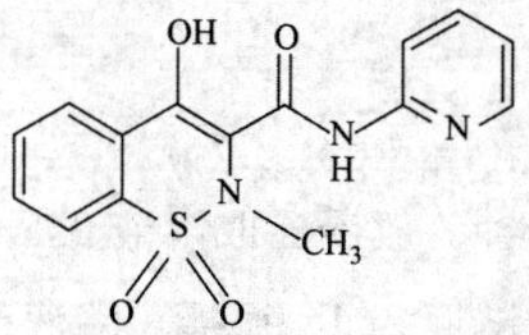

（2）与三氯化铁反应：本品结构中含有烯醇式羟基，其三氯甲烷溶液与三氯化铁反应，显玫瑰红色。

4. 吲哚美辛

（1）结构

（2）酰胺键结构及水解产物性质：本品含有酰胺键，可被强碱或强酸水解，水解产物及其脱羧物都可进一步氧化生成有色物质。①本品溶于稀氢氧化钠液中，加重铬酸钾溶液加热至沸，酰胺键被水解，再加硫酸加热则显紫色。②本品溶于稀氢氧化钠溶液中，加亚硝酸钠溶液，加热至沸后放冷，加盐酸显绿色，放置后渐变黄色。

三、实验器材

1. 药品　阿司匹林、对乙酰氨基酚、吡罗昔康、吲哚美辛。

2. 试剂　碳酸钠试液、稀硫酸、三氯化铁试液、稀盐酸、亚硝酸钠试液、碱性 β - 萘酚试液、三氯甲烷、乙醇、20% 氢氧化钠溶液、0.03% 重铬酸钾溶液、硫酸、0.1% 亚硝酸钠溶液、盐酸。

3. 仪器　试管、试管架、天平、药匙、量筒、恒温水浴锅、小烧杯、滴管等；漏斗、滤纸、蒸发皿、布氏漏斗、抽滤瓶、真空泵等。

四、实验步骤

1. 阿司匹林

（1）取本品约 0.5g，加碳酸钠试液 10ml，煮沸 2 分钟后，放冷，加过量的稀硫酸，立即析出白色沉淀，并产生醋酸的臭气。

（2）取本品约 0.1g，加水 10ml，加三氯化铁试液 2 滴，不显紫堇色；将溶液煮沸，放冷，再加三氯化铁试液 1 滴，溶液即显紫堇色。

若供试品为片剂，则可将片剂碾成细粉，取片粉适量（约相当于阿司匹林 0.1g），加水 10ml，加三氯化铁试液 2 滴，不显紫堇色；将溶液煮沸，放冷，再加三氯化铁试液 1 滴，溶液即显紫堇色。

另取片粉适量（约相当于阿司匹林 0.5g），加碳酸钠试液 10ml，振摇后放置 5 分钟，过滤，取滤液煮沸 2 分钟，冷却后，加入过量的稀硫酸，立即析出白色沉淀，并产生醋酸臭气。

2. 对乙酰氨基酚

（1）取本品约 0.1g，加稀盐酸 5ml，置水浴上加热 40 分钟，放冷，取溶液 0.5ml，滴加亚硝酸钠试液 5 滴，摇匀，加水 3ml 稀释，加碱性 β - 萘酚试液 2ml，振摇，溶液产生红色沉淀。

（2）取本品约20mg，加水2～3ml，滴加三氯化铁试液1～2滴，溶液立即呈蓝紫色。

若供试品为对乙酰氨基酚片，则可将片剂碾成细粉，取片粉适量（约相当于对乙酰氨基酚0.5g），加乙醇20ml分次研磨使乙酰氨基酚溶解，滤过，蒸干，将残渣按照上述两种方法进行实验。

3. 吡罗昔康

取吡罗昔康约30mg，加三氯甲烷1ml溶解后，加三氯化铁试液1滴，即显玫瑰红色。

4. 吲哚美辛

（1）取本品约10mg，加水10ml与20%氢氧化钠溶液2滴使之溶解；取溶液1ml，加0.03%重铬酸钾溶液0.3ml，加热至沸，放冷，加硫酸2～3滴，置水浴上缓缓加热，应显紫色。

（2）另取溶液1ml，加0.1%亚硝酸钠溶液0.3ml，加热至沸，放冷，加盐酸0.5ml，应显绿色，放置后，渐变黄色。

五、注意事项

1. 若供试药品为片剂，需将片剂研细，取片粉适量，提取滤过，用滤液或残渣进行实验。

2. 试验中各药物在进行加热时，不能将试管进行直火加热，以防所受热力不均，产生局部温度过高而炭化，使实验结果不准确。

3. 阿司匹林极易水解，取药后不可在空气中久置，应立即做三氯化铁反应试验。

4. 在进行对乙酰氨基酚的实验时，由于该药物对光敏感，且与铁器接触已被氧化变色，因此在实验中要注意避免接触铁器，并应该注意药物要避光密封保存。

5. 在乙酰氨基酚的重氮化－偶合反应实验中，必须严格遵守操作条件，应将本品在沸水浴中水解完全，再进行重氮化－偶合反应。水解时不可直火加热，否则会因局部温度过高，而促使本品被氧化或局部炭化，影响反应结果。为避免试剂亚硝酸钠和产物重氮盐的分解，实验应在低温条件下进行，且加入的盐酸要过量，一般为取药量的3倍。

六、思考题

1. 对比阿司匹林和对乙酰氨基酚加入三氯化铁试液后的现象有何不同？
2. 保证重氮化－偶合反应发生的反应条件是什么？

七、实验报告内容

写出实验目的、原理，记录实验过程、现象及结果，并进行分析与讨论。

八、实验评分标准

测试项目	评分细则	分数
实验准备	1. 实验预习	10
	2. 实验仪器准备、玻璃仪器洗涤	10
实验操作	1. 药品、试剂取用准确、规范	15
	2. 按规程操作	15
	3. 准确、及时记录实验现象	10
	4. 注意操作安全、规范	10
清场、整理	1. 使器皿、用具恢复初始状态	5
	2. 清洁器具、整理台面	5
结果与分析	实验现象及原理分析符合要求	10
实训报告	格式符合要求、条理清晰、结论正确	10

实验七 抗生素和合成抗菌药的性质实验

一、实验目的

1. 掌握几种常用抗生素和合成抗菌药的结构特点、主要理化性质、反应原理及在定性鉴别中的应用。

2. 学会应用药物的理化性质进行药物定性鉴别的方法与基本操作。

二、实验原理

1. 磺胺嘧啶、磺胺甲噁唑

（1）结构

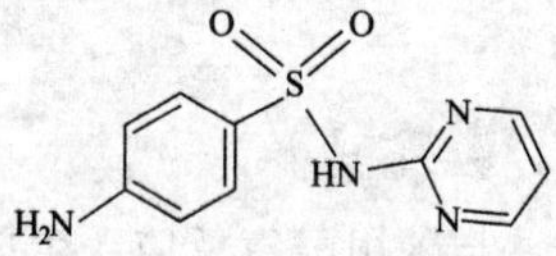

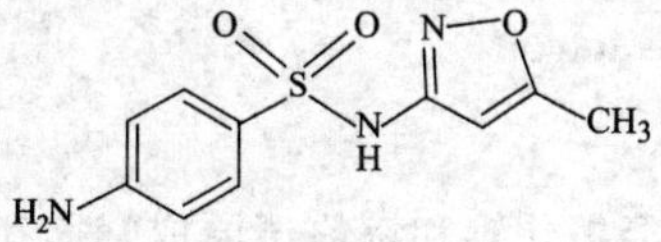

（2）磺胺类药物具有芳香伯胺类的鉴别反应。

（3）利用磺酰氨基的酸性，与碱成盐后可被铜离子取代，生成难溶性的铜盐沉淀用于鉴别。

2. 盐酸环丙沙星

（1）结构

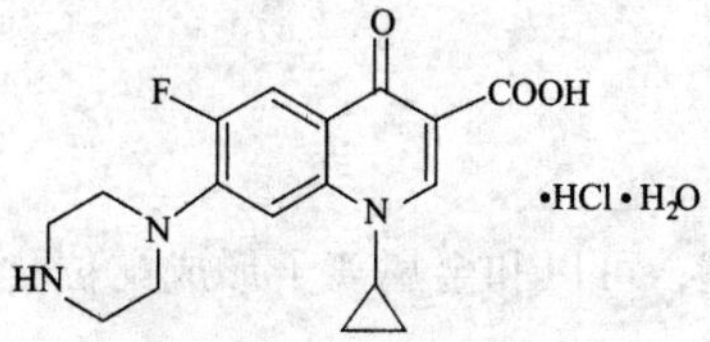

（2）本品含有叔胺结构，与丙二酸和醋酐作用，显红棕色。

3. 异烟肼

（1）结构

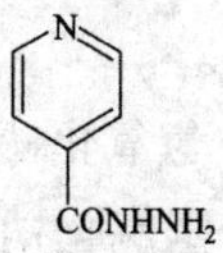

（2）与芳醛的缩合反应：本品具有肼基，可与香草醛发生缩合反应，生成黄色结晶。

（3）肼基还具有还原性，可被弱氧化剂氧化，如可被氨制硝酸银氧化并有银镜生成。

4. 硫酸链霉素

（1）结构

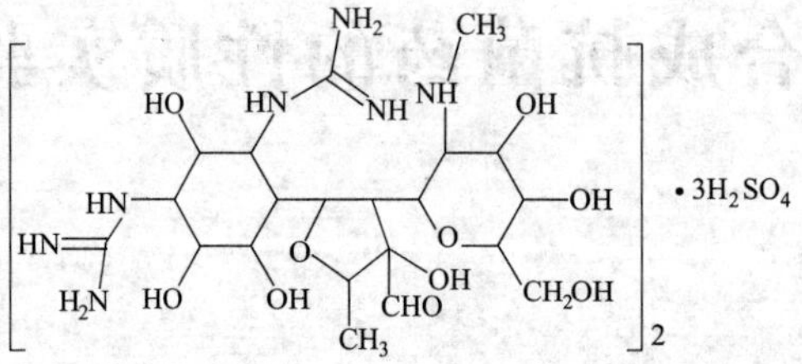

（2）麦芽酚反应：在碱性条件下本品的糖苷键快速水解，水解生成的链霉糖经脱水重排，产生麦芽酚，在微酸性溶液中，麦芽酚与三价铁离子形成紫红色螯合物。

（3）坂口反应：本品水解产物链霉胍与8－羟基喹啉乙醇液和次溴酸钠试液反应，显橙红色。

5. 氯霉素

（1）结构

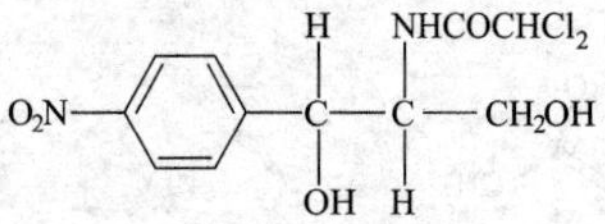

（2）本品分子中硝基经氯化钙和锌粉还原成羟胺衍生物，与苯甲酰氯反应，生成的酰化物在弱酸性溶液中与 Fe^{3+} 生成紫红色配位化合物。

6. 盐酸四环素

（1）结构

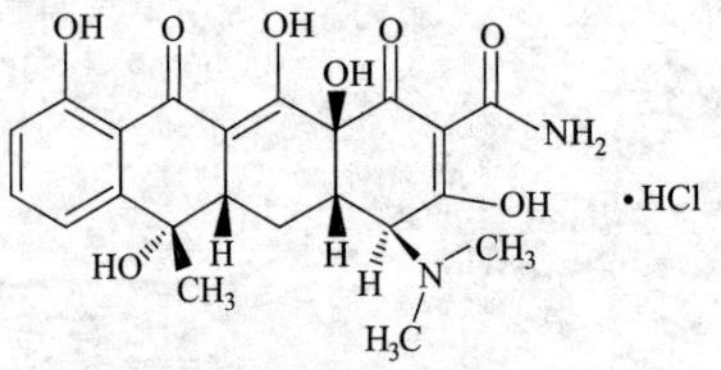

（2）三氯化铁反应：本品具有酚羟基和烯醇羟基，可以和金属离子形成配位化合物，和铁离子反应可形成红色的配位化合物。

三、实验器材

1. 药品　磺胺嘧啶、磺胺甲噁唑、环丙沙星、异烟肼、硫酸链霉素、氯霉素、盐酸四环素。

2. 试液　稀盐酸、0.1mol/L亚硝酸钠溶液、碱性β－萘酚试液、0.4%氢氧化钠溶液、硫酸铜试液、丙二酸、醋酐、10%香草醛的乙醇溶液、氨制硝酸银试液、氢氧化钠试液、硫酸铁铵溶液、0.1%8－羟基喹啉乙醇溶液、次溴酸钠试液、稀乙醇、1%氯化钙溶液、锌粉、三氯甲烷、硫酸、三氯化铁试液。

3. 器材 电热恒温水浴锅、试管、药匙、量筒、烧杯、漏斗、滤纸等。

四、实验步骤

1. 磺胺嘧啶、磺胺甲噁唑

（1）分别向两只试管中加入磺胺嘧啶和磺胺甲噁唑约50mg，各加稀盐酸1ml，必要时缓缓煮沸使之溶解，放冷，各加0.1mol/L亚硝酸钠溶液数滴，再分别滴加碱性β-萘酚试液数滴，生成红色沉淀（视供试品的不同颜色由橙黄到猩红色不等）。

（2）取试管两只，分别加入磺胺嘧啶和磺胺甲噁唑约100mg，分别加水和0.4%氢氧化钠溶液各3ml，振摇使之溶解（勿过量），滤过，分取滤液于两个试管中，再分别加入硫酸铜试液1滴，即生成不同颜色的铜盐沉淀。磺胺嘧啶反应生成黄绿色沉淀，放置后变为紫色；磺胺甲噁唑反应生成草绿色沉淀。

2. 盐酸环丙沙星 取本品约50mg，置干燥试管中，加丙二酸约30mg，醋酐10滴，在水浴中加热5~10分钟，溶液显红棕色。

3. 异烟肼

（1）取本品约0.1g，加5ml水溶解后，加10%香草醛的乙醇溶液1ml，摇匀，微热，放冷，即析出黄色结晶。

（2）取本品约10mg置试管中，加2ml水溶解后，加氨制硝酸银试液1ml，即发生气泡与黑色浑浊，并在试管壁上生成银镜。

4. 硫酸链霉素

（1）麦芽酚反应：取本品约20mg，加水5ml溶解后，加氢氧化钠试液0.3ml，置水浴上加热5分钟，加硫酸铁铵溶液（取硫酸铁铵0.1g，加0.5mol/L硫酸溶液5ml使之溶解，即得）0.5ml，即显紫红色。

（2）取本品约0.5mg，加水4ml溶解后，加氢氧化钠试液2.5ml与0.1%的8-羟基喹啉的乙醇溶液1ml，放冷至约15℃，加次溴酸钠试液3滴，即显橙红色。

5. 氯霉素 取本品约10mg，加稀乙醇1ml溶解后，加1%氯化钙溶液3ml与锌粉50mg，置水浴上加热10分钟，取上清液，加苯甲酰氯约0.1ml，立即强力振摇1分钟，加三氯化铁试液0.5ml与三氯甲烷2ml，振摇，水层显紫红色。

6. 盐酸四环素 取本品约0.5mg，加硫酸2ml，即显深紫色，再加三氯化铁试液1滴，溶液变为红棕色。

五、注意事项

1. 若供试品为注射剂可直接使用，若为片剂，应先进行处理，然后称取适量的样品，照上述方法进行，实验现象应与原料药相同。

2. 磺胺嘧啶、磺胺甲噁唑与硫酸铜试液反应，严格按要求加入碱量，使药品部分溶解，然后取上清液进行鉴别试验，可避免氢氧化铜沉淀的干扰。

3. 盐酸环丙沙星与丙二酸-醋酐反应，试管应干燥，若有水会影响反应现象。

4. 异烟肼与香草醛的反应，放冷后如无结晶析出，可用玻璃棒轻轻摩擦试管内壁，即可析出结晶而变浑浊。

5. 氯霉素的鉴别实验中所用苯甲酰氯有毒，只需加 1~2 滴即可，且应安排在通风橱中操作。

六、思考题

1. 如何用化学方法区分磺胺嘧啶与磺胺甲噁唑？

2. 硫酸链霉素应如何鉴别？

3. 异烟肼与香草醛反应时，如果不生成黄色结晶该怎样处理？

七、实验报告内容

写出实验目的、原理，记录实验过程、现象及结果，并进行分析与讨论。

八、实验评分标准

测试项目	评分细则	分数
实验准备	1. 实验预习	10
	2. 实验仪器准备、玻璃仪器洗涤	10
实验操作	1. 药品、试剂取用准确、规范	15
	2. 按规程操作	15
	3. 准确、及时记录实验现象	10
	4. 注意操作安全、规范	10
清场、整理	1. 使器皿、用具恢复初始状态	5
	2. 清洁器具、整理台面	5
结果与分析	实验现象及原理分析符合要求	10
实训报告	格式符合要求、条理清晰、结论正确	10

实验八　甾体激素类药物的性质实验

一、实验目的

1. 掌握几种常用甾体激素类药物的结构特点、主要理化性质、反应原理及在定性鉴别中的应用。

2. 学会应用药物的理化性质进行药物定性鉴别的方法与基本操作。

二、实验原理

1. 甾体激素类药物均具有甾体母核的基本结构：环戊烷并多氢菲的四环结构。具有甾体结构的药物与强酸如硫酸、磷酸、高氯酸等作用可显色，尤其是与硫酸的显色反应应用较广。甾类药物与硫酸显色的同时，产生荧光，加水稀释后，颜色和荧光可发生变化。

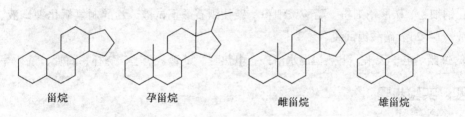

甾烷　　　孕甾烷　　　雌甾烷　　　雄甾烷

2. 具有酚羟基的雌甾烷类药物与三氯化铁可发生显色反应，如雌二醇。

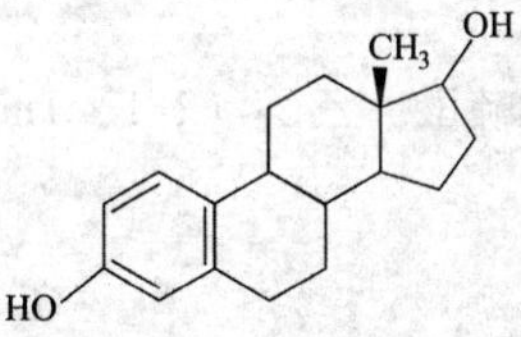

HO— ... —CH$_3$ ... OH

3. 黄体酮具有 C_{17} - 甲酮基结构，可与亚硝基铁氰化钠发生显色反应。

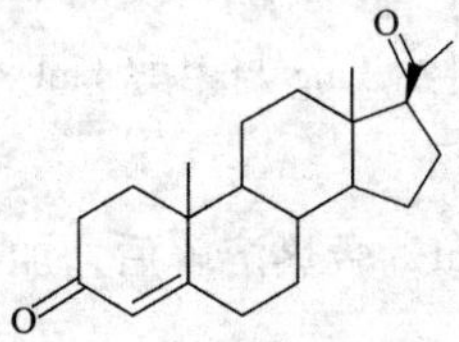

4. 具有 △4 - 3 - 酮结构的甾体药物可与异烟肼反应，生成具有颜色的异烟腙，如黄体酮。

5. 具有 C_{17} - α - 醇酮基结构的肾上腺皮质激素类甾体药物可还原酒石酸铜，产生红色沉淀，如醋酸地塞米松。

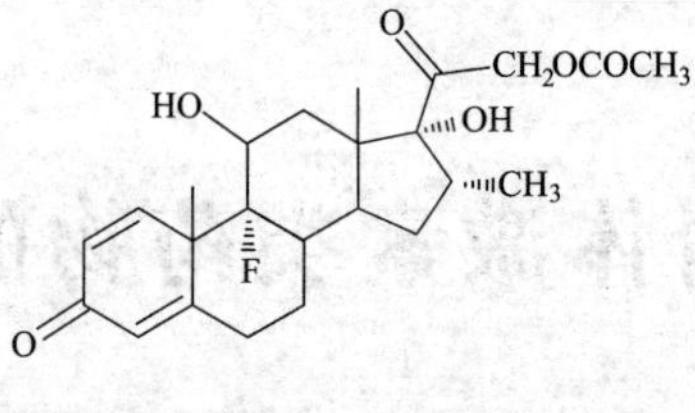

6. 具有酯键的甾体药物可发生水解反应，如醋酸地塞米松。

7. 具有乙炔基的甾体药物可与硝酸银试液反应，生成白色炔银盐沉淀，如炔雌醇。

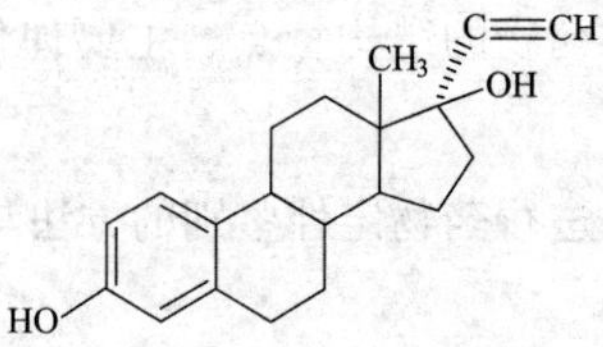

三、实验器材

1. 药品 雌二醇、甲睾酮、黄体酮、醋酸地塞米松、炔雌醇。

2. 试液 硫酸、三氯化铁试液、硫酸 – 乙醇（2∶1）、甲醇、异烟肼、稀盐酸、亚硝基铁氰化钠细粉、碳酸钠细粉、醋酸铵细粉、碱性酒石酸铜试液、乙醇制氢氧化钾试液、硫酸溶液（1→2）、硝酸银试液。

3. 仪器 电子天平、电热恒温水浴锅、电热套、试管、药匙、烧杯、滴管、量杯等。

四、实验步骤

1. 雌二醇 取本品约 2mg，加硫酸 2ml 溶解，有黄绿色荧光，加三氯化铁试液 2 滴，呈草绿色，再加水稀释，变为红色。

2. 甲睾酮 取本品约 5mg，加硫酸 – 乙醇（2∶1）1ml 使之溶解，即显黄色并带有黄绿色荧光。

3. 黄体酮

（1）取本品约 5mg，置小试管中，加甲醇 0.2ml 溶解后，加亚硝基铁氰化钠的细粉约 3mg、碳酸钠及醋酸铵各约 50mg，摇匀，放置 30 分钟，应显蓝紫色。

（2）取本品约 0.5mg，加异烟肼约 1mg 与甲醇 1ml 溶解后，加稀盐酸 1 滴，即显黄色。

4. 醋酸地塞米松

（1）取本品约 10mg，加甲醇 1ml，微热溶解后，加入碱性酒石酸铜试液 1ml 加热，即生成砖红色沉淀。

（2）取本品约 50mg，加乙醇制氢氧化钾试液 2ml，置水浴加热 5 分钟，放冷，加硫酸溶液（1→2）2ml，缓缓煮沸 1 分钟，即发生乙酸乙酯的香气。

5. 炔雌醇

（1）取本品约 2mg，加硫酸 2ml 溶解后，溶液显橙红色，在反射光线下出现黄绿色荧光；将此溶液倒入 4ml 水中，即生成玫瑰红色絮状沉淀。

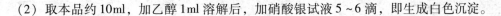

（2）取本品约 10ml，加乙醇 1ml 溶解后，加硝酸银试液 5~6 滴，即生成白色沉淀。

五、注意事项

若药品为普通制剂而非原料药时，需先进行处理，然后取与原料药等量的样品，按照上述方法进行试验，实验现象应与原料药相同。

六、思考题

1. 醇溶液为什么不能在酒精灯上明火加热，加热须在水浴锅中进行？

2. 在实训中观察得到的甾体激素药物反应现象与理论现象之间有何差异？为什么会出现这些差异？在以后的实验中应注意哪些问题？

3. 通过实训，要获得较为准确的试验结果应注意哪些问题？

七、实验报告内容

写出实验目的、原理，记录实验过程、现象及结果，并进行分析与讨论。

八、实验评分标准

测试项目	评分细则	分数
实验准备	1. 实验预习	10
	2. 实验仪器准备、玻璃仪器洗涤	10
实验操作	1. 药品、试剂取用准确、规范	15
	2. 按规程操作	15
	3. 准确、及时记录实验现象	10
	4. 注意操作安全、规范	10
清场、整理	1. 使器皿、用具恢复初始状态	5
	2. 清洁器具、整理台面	5
结果与分析	实验现象及原理分析符合要求	10
实训报告	格式符合要求、条理清晰、结论正确	10

实验九 维生素药物的性质实验

一、实验目的

1. 掌握几种常用维生素类药物的结构特点、主要理化性质、反应原理及在定性鉴别中的应用。

2. 学会应用药物的理化性质进行药物定性鉴别的方法与基本操作。

二、实验原理

1. 维生素 A

（1）结构

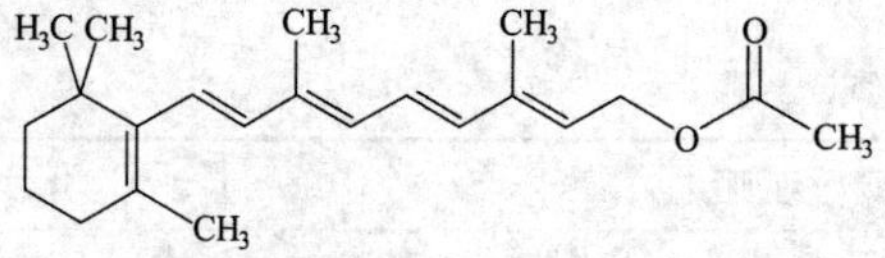

（2）本品为维生素 A 醋酸酯，可与三氯化锑的三氯甲烷溶液发生显色反应，即显蓝色，逐渐变为紫红色。

2. 维生素 D₃

（1）结构

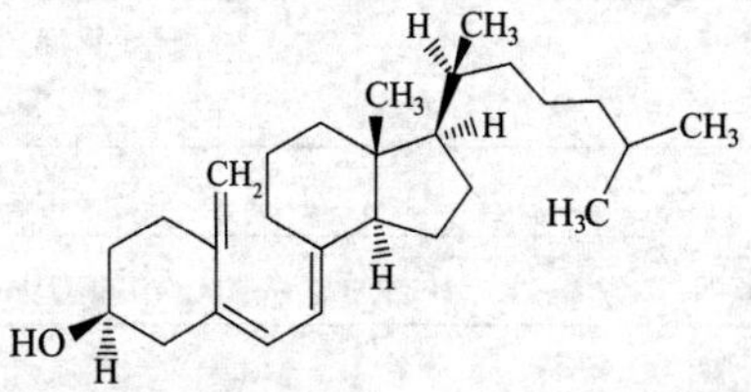

（2）本品基本母核结构为开环甾体，因此具有甾体类药物所共有的显色反应。

3. 维生素 E

（1）结构

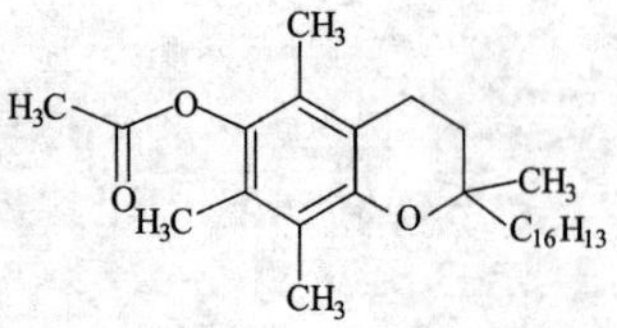

（2）本品为维生素 E 醋酸酯，水解产物游离的维生素 E 含酚羟基，可发生氧化反应。

4. 维生素 B₁

（1）结构

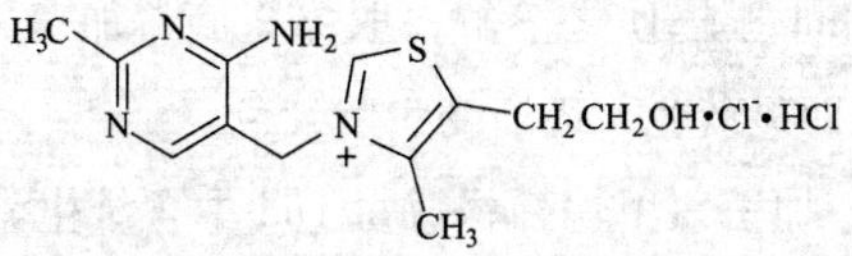

（2）本品易被氧化剂氧化为硫色素，硫色素溶于正丁醇中显较强的蓝色荧光。

5. 维生素 B₂

（1）结构

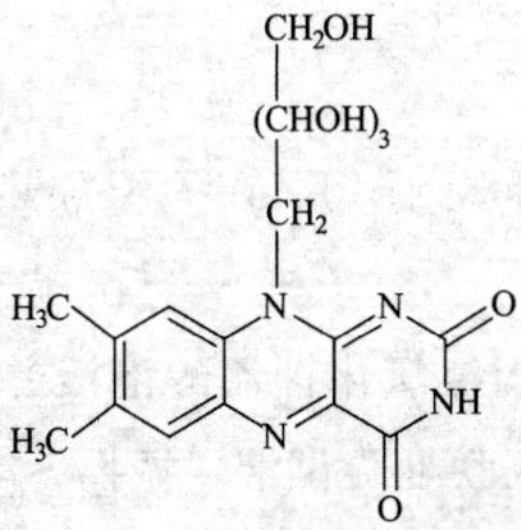

（2）本品的水溶液具有黄绿色荧光，荧光在 pH 为 6.0～7.0 时最强。但加入酸或碱解离，荧光消失。本品可被连二亚硫酸氢钠还原生成溶解性较小的无荧光化合物，该化合物又可被空气中的氧气再氧化生成维生素 B₂，荧光复显。

6. 维生素 C

（1）结构

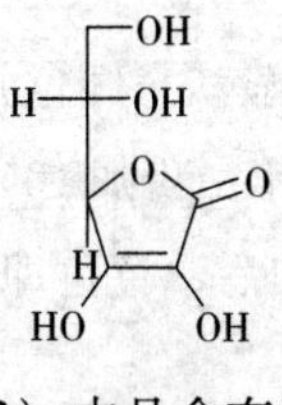

（2）本品含有连二烯醇结构，具有较强的还原性，在碱性条件下能与硝酸银试液发生银镜反应；还可使二氯靛酚钠试液褪色。

三、实验器材

1. 药品 维生素 A、维生素 D₃、维生素 E、维生素 B₁、维生素 B₂、维生素 C。

2. 试剂 三氯甲烷、25% 的三氯化锑的三氯甲烷溶液、乙酸酐、硫酸、无水乙醇、硝酸、氢氧化钾乙醇溶液、三氯化铁试液、联吡啶试液、氢氧化钠试液、铁氰化钾试液、正丁醇、10% 的氢氧化钠试液、连二亚硫酸氢钠固体、硝酸银试液、二氯靛酚钠试液。

3. 仪器 电子天平、电热恒温水浴锅、紫外光度仪、试管、试管夹、药匙、烧杯、滴管、量筒等。

四、实验步骤

1. 维生素 A 取本品 1 滴，加三氯甲烷 10ml 振摇使之溶解，取出 2 滴，加三氯甲烷 2ml 与 25% 的三氯化锑的三氯甲烷溶液 0.5ml，即显蓝色，逐渐变为紫红色。

如供试品为维生素 A 胶丸，则取其内容物，加三氯甲烷稀释成每 1ml 中含维生素 A 10～20 单位的溶液；取 1ml，加 25% 三氧化锑的三氯甲烷溶液 2ml，即显蓝色，渐变成紫红色。

2. 维生素 D₃ 取本品约 0.5mg，加三氯甲烷 5ml 溶解后，加醋酐 0.3ml 和硫酸 0.1ml，振摇，初显黄色，渐变红色，迅即变为紫色、蓝绿色，最后变为绿色。

3. 维生素 E

（1）取本品约 30mg，加无水乙醇 10ml 溶解后，加硝酸 2ml，摇匀，在 75℃ 加热 15 分钟，溶液显橙红色。

（2）取本品约 30mg，加无水乙醇 10ml 溶解后，加入 5 滴氢氧化钾乙醇溶液并加热，然后加入 5～10 滴三氯化铁试液，振摇，有黄色出现；再加入联吡啶试液，振摇，溶液显红色。

4. 维生素 B₁ 取本品约 5mg，加氢氧化钠试液 2ml 溶解后，加铁氰化钾试液 0.5ml 与正丁醇 5ml，强力振摇 2 分钟，放置分层后，在紫外光下，上面醇层即显蓝色荧光；加硫酸使成酸性，荧光即消失；再加碱使成碱性，荧光又复显。

如供试品为维生素 B₁ 片，则取本品片粉适量，加蒸馏水搅拌使溶，滤过，蒸干滤液，取残渣照上述方法试验。

5. 维生素 B₂ 取本品约 1mg，加水 100ml 溶解后，溶液在透射光下显淡黄绿色并有强烈的黄绿色荧光；将溶液分成三份，一份加入盐酸 3 滴，荧光即消失；第二份加 10% 的氢氧化钠试液，荧光即消失；第三份加入连二亚硫酸氢钠固体少许，摇匀后，黄色即消退，荧光亦消失，在空气中放置一段时间，荧光复显。

6. 维生素 C 取本品约 0.2g，加水 10ml 溶解后，分成二等份，在一份中加入硝酸银试液 0.5ml，即生成银的黑色沉淀。另取一支试管，加入二氯靛酚钠试液 1ml，滴加维生素 C 溶液，振摇，二氯靛酚钠试液颜色消失。

若供试品为片剂，则需取本品片粉适量（约相当于维生素 C 0.2g），加水量 10ml 振摇使其溶解，滤过，取滤液按上述方法试验。

五、注意事项

1. 若药品为普通制剂而非原料药时，需先进行处理，然后取与原料药等量的样品，按照上述方法进行试验，实验现象应与原料药显相同的反应。

2. 三氯化锑具有腐蚀性，使用时应注意防护。

3. 做银镜反应的试管，如试管洗不净，可加硝酸数滴（必要时微热），即可。

六、思考题

1. 如何用化学方法区分维生素 B_1 和维生素 B_2？

2. 本实验中哪些是水溶性维生素？

3. 维生素 C 与硝酸银试液和二氯靛酚钠试液反应的结构因素是什么？

七、实验报告内容

写出实验目的、原理，记录实验过程、现象及结果，并进行分析与讨论。

八、实验评分标准

测试项目	评分细则	分数
实验准备	1. 实验预习	10
	2. 实验仪器准备、玻璃仪器洗涤	10
实验操作	1. 药品、试剂取用准确、规范	15
	2. 按规程操作	15
	3. 准确、及时记录实验现象	10
	4. 注意操作安全、规范	10
清场、整理	1. 使器皿、用具恢复初始状态	5
	2. 清洁器具、整理台面	5
结果与分析	实验现象及原理分析符合要求	10
实训报告	格式符合要求、条理清晰、结论正确	10

实验十　对乙酰氨基酚的合成及杂质检查

一、实验目的

1. 掌握乙酰反应原理以及对乙酰氨基酚的合成方法。
2. 掌握易被氧化产品的重结晶精制方法。
3. 了解对氨基酚的氨基的选择性乙酰化而保留酚羟基的方法。

二、实验原理

对乙酰氨基酚为解热镇痛药，国际非专有药名为 Paracetamol。它是最常用的非甾体抗炎解热镇痛药，解热作用与阿司匹林相似，镇痛作用较弱，无抗炎抗风湿作用，是乙酰苯胺类药物中最好的品种。特别适合于不能应用羧酸类药物的患者。用于缓解轻中度疼痛，如头痛、肌肉痛、关节痛以及神经痛、痛经、癌性痛和手术后止痛等。尤其用于对阿司匹林过敏或不能耐受的患者。对各种剧痛及内脏平滑肌绞痛无效。

对乙酰氨基酚〔N-（4-羟基苯基）-乙酰胺〕，分子式 $C_8H_9NO_2$，分子量 151.170，熔点 168～172℃，通常为白色结晶性粉末，无臭，味微苦，能溶于乙醇、丙酮和热水，微溶于水，不溶于石油醚及苯，通常由对氨基酚酰化制得。

用计算量的醋酐与对氨基酚在水中反应，可迅速完成 N-乙酰化而保留酚羟基。

三、实验器材

1. **原料**　对氨基苯酚对照品、对氨基苯酚。
2. **试剂**　亚硫酸氢钠、醋酐、蒸馏水、活性炭。
3. **仪器**　圆底烧瓶、温度计、玻璃棒、抽滤瓶、布氏漏斗、量筒、表面皿、烧杯、水浴加热装置、烘箱等。

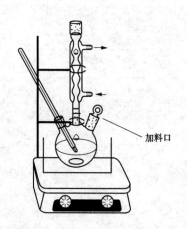

加料口

四、实验步骤

1. 对乙酰氨基酚的合成

在 100ml 圆底烧瓶中加入对氨基苯酚 10.6g，水 30ml，醋酐 12ml，缓慢搅拌，于 80℃水浴中加热 30 分钟，放冷，待晶体析出完全后，过滤，滤饼以 10ml 冷水洗 2 次，使无酸味。干燥，得白色结晶的对乙酰氨基酚粗品（约 12g）。

2. 精制 于 100ml 圆底烧瓶中加入对乙酰氨基酚粗品，每克用水 5ml，加热使溶，稍冷后加入 1%～2% 的活性炭，煮沸 5～10 分钟。在吸滤瓶中先加入亚硫酸氢钠 0.5g，趁热过滤，滤液放冷析晶，过滤，滤饼用 0.5% 亚硫酸氢钠溶液 5ml 分 2 次洗涤，抽滤，干燥，得白色晶体对乙酰氨基酚纯品（约 8g，熔点为 168～170℃）。

3. 对乙酰氨基酚中对氨基酚的杂质检查

取对乙酰氨基酚 1.0g 置于纳氏比色管中，加甲醇溶液 20ml 溶解后，加碱性亚硝基铁氰化钠试液 1ml，摇匀，放置 30 分钟；如显色，与对乙酰氨基酚对照品 1.0g 加对氨基酚 50μg 用同一方法制成的对照液比较，不得更深（0.005%）。检查结果如不显色，与对照液的比较可省略。

五、注意事项

1. 用作原料的对氨基酚应为白色或淡黄色颗粒状结晶。

2. 酰化反应中加水 30ml，有水存在，醋酐可选择性地酰化氨基而不与羟基反应，若以醋酸代替，则难以控制，反应时间长且产品质量差。

3. 亚硫酸氢钠为抗氧剂，但浓度不宜太高。

4. 对氨基酚是对乙酰胺基酚合成中乙酰化反应不完全而引入的，也可能是因贮存不当使产品部分水解而产生的，是对乙酰氨基酚中的特殊杂质。

六、思考题

1. 对氨基苯酚遇冷易结晶，在合成过程中，需要多次过滤，在每次过滤时，为了减少产品的损失，应对漏斗如何处理？

2. 在还原过程中，为什么用黄圈颜色来判断反应进行的程度？

3. 在还原过程中，既要保持沸腾状态，又要防止反应液溢出，应如何操作？为什么需控制反应在较短的时间内完成？如果时间过长，会出现什么副反应？

4. 本实验产品的收率如何？如何进一步提高产品收率？

七、实验报告内容

写出实验目的、原理，记录实验过程、现象及结果，并进行分析与讨论。

八、实验评分标准

测试项目	评分细则	分数
实验准备	1. 实验预习	10
	2. 实验仪器准备、玻璃仪器洗涤	10
实验操作	1. 药品、试剂取用准确、规范	10
	2. 药物合成操作规范性	10
	3. 仪器使用规范性	10
	4. 准确、及时记录实验现象	10
	5. 注意操作安全、规范	10
清场、整理	1. 使器皿、用具恢复初始状态	5
	2. 清洁器具、整理台面	5
结果与分析	实验现象及原理分析符合要求	10
实训报告	格式符合要求、条理清晰、结论正确	10

第三部分
设计性实验

>>>

实验一 盐酸普鲁卡因稳定性实验

一、实验目的

1. 熟悉 pH 值对盐酸普鲁卡因溶液稳定性的影响。
2. 熟悉薄层色谱法检查药物中杂质的方法。

二、实验原理

盐酸普鲁卡因具有良好的局部麻醉作用，在临床上广泛应用。其作用强，毒性低，临床上主要用于浸润麻醉、阻滞麻醉、腰椎麻醉、硬膜外麻醉及封闭疗法等。

盐酸普鲁卡因的化学结构式为：

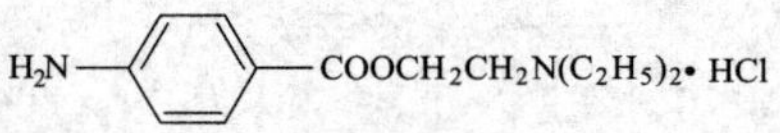

$$H_2N \text{—} \bigcirc \text{—} COOCH_2CH_2N(C_2H_5)_2 \cdot HCl$$

盐酸普鲁卡因为白色细微针状结晶或结晶性粉末，无臭，味微苦而麻。易溶于水，溶于乙醇，微溶于三氯甲烷，几乎不溶于乙醚。熔点为 154～157℃。盐酸普鲁卡因溶液不稳定，易被水解，在一定温度下，水解速度随氢氧根离子浓度的增加而加快，反应如下。

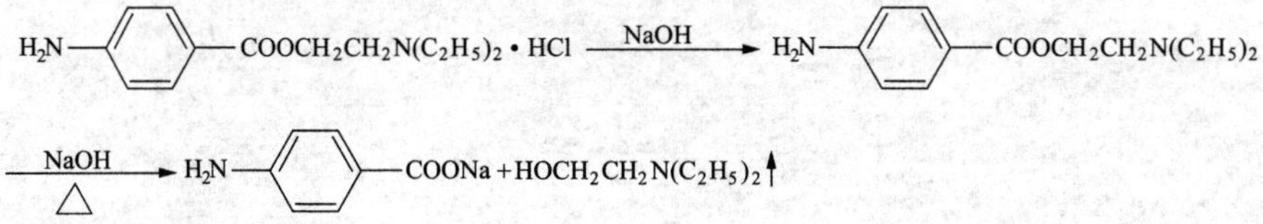

$$H_2N \text{—} \bigcirc \text{—} COOCH_2CH_2N(C_2H_5)_2 \cdot HCl \xrightarrow{NaOH} H_2N \text{—} \bigcirc \text{—} COOCH_2CH_2N(C_2H_5)_2$$

$$\xrightarrow[\triangle]{NaOH} H_2N \text{—} \bigcirc \text{—} COONa + HOCH_2CH_2N(C_2H_5)_2 \uparrow$$

三、实验器材

1. **药品** 盐酸普鲁卡因。

2. **试剂** 对氨基苯甲酸、盐酸普鲁卡因、0.1mol/L 盐酸溶液、0.1mol/L 氢氧化钠溶液、对二甲氨基苯甲醛试液、丙酮、1% 盐酸。

3. **仪器** 硅胶 GF254 层析板、紫外分析仪、10μl 定量毛细管、恒温水浴箱、试管、试管夹、量筒、铅笔、直尺、喷雾器、吹风机等。

四、实验步骤

1. 试液的制备

（1）标准液的配制

①配制 0.2% 对氨基苯甲酸溶液，作为点样液 A。

②配制 0.4% 盐酸普鲁卡因溶液，作为点样液 B。

（2）供试液的制备

①取 0.4% 盐酸普鲁卡因溶液 5ml，用 0.1mol/L 盐酸溶液调 pH 至 2～3，沸水浴中加热 30 分钟，放冷，作为点样液 C。

②取 0.4% 盐酸普鲁卡因溶液 5ml，用 0.1mol/L 氢氧化钠溶液调 pH 至 9～10，沸水浴中加热 30 分钟，放冷，作为点样液 D。

2. 点样

在硅胶 GF254 层析板上，距下端边缘 1.0～1.5cm 处，分别用毛细管吸取点样液 A、B、C、D 各 10μl 进行点样，两点间相距 1～2cm，样点直径小于 3mm。

3. 展开

用丙酮与 1% 盐酸（9∶1）混合液作为展开剂，置于密闭的层析槽中，待饱和 30 分钟后，将已点样的层析板放入，用倾斜上行法展开，当展开剂上升与点样的位置相距一定距离时，取出层析板，晾干。

4. 显色

用对二甲氨基苯甲醛试液（对二甲氨基苯甲醛 1g，溶于 30% 盐酸 25ml 及甲醇 75ml 混合液中）喷雾显色，或在紫外分析仪下看展开的斑点，用铅笔画出斑点位置。

5. 计算

测量点样原点到展开剂上行的前沿距离与点样原点到上行斑点中心距离，求出比移值（Rf 值）。

五、注意事项

1. 本实验点样基线距底边 1.0～1.5cm，点间距 1～2cm，点样直径一般不大于 3mm。

2. 为保证展开效果，采用预平衡，时间一般为 15～30 分钟。

3. 展开时不能使展开剂没过点样原点。

4. 毛细管点样要轻，不可刺破薄层板。

六、思考题

1. 盐酸普鲁卡因溶液的稳定性受哪些因素的影响？

2. 为什么用对二甲氨基苯甲醛试液显色？

3. 薄层色谱法在药物分析中有何用途？

七、实验报告内容

写出实验目的、原理，记录实验过程、现象及结果，并进行分析与讨论。

八、实验评分标准

测试项目	评分细则	分数
实验准备	1. 实验预习	10
	2. 实验仪器准备、玻璃仪器洗涤	10
实验操作	1. 药品、试剂取用准确、规范	10
	2. 薄层色谱法操作规范	20
	3. 准确、及时记录实验现象	10
	4. 注意操作安全、规范	10
清场、整理	1. 使器皿、用具恢复初始状态	5
	2. 清洁器具、整理台面	5
结果与分析	实验现象及原理分析符合要求	10
实训报告	格式符合要求、条理清晰、结论正确	10

实验二　对氨基水杨酸钠稳定性实验

一、实验目的

1. 熟悉影响对氨基水杨酸钠的外界因素。
2. 通过本实验，加强对防止药物氧化重要性的认识。

二、实验原理

对氨基水杨酸钠用于治疗各种结核病，需与其他抗结核药如链霉素、异烟肼等联合应用，增强疗效和减少耐药性。其作用机制为与对氨基苯甲酸竞争二氢叶酸合成酶，使二氢叶酸的合成发生障碍，蛋白质合成受阻，致使结核杆菌不能生长和繁殖。

对氨基水杨酸钠的化学结构式为：

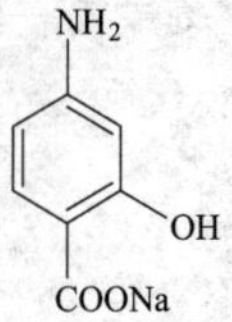

对氨基水杨酸钠为白色或银灰色结晶性粉末，熔点为 $142 \sim 145℃$，难溶于水及三氯甲烷，溶于乙醇及乙醚，几乎不溶于苯。

对氨基水杨酸钠水溶液不稳定，露置日光下或遇热，脱羧生成间氨基酚，再被氧化生成棕色的联苯醌类化合物，颜色渐变深。在重金属离子如铜离子存在下，氧化会加速。如有抗氧剂或金属络合剂存在，则可有效地防止氧化。用分光光度计测定透光率（T）可看出其变化程度。

其变质反应如下：

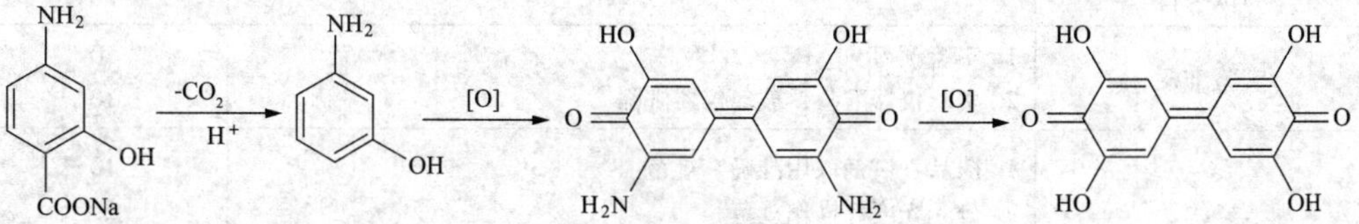

三、实验器材

1. **药品**　0.025% 对氨基水杨酸钠溶液。
2. **试剂**　3% 过氧化氢溶液、2% 亚硫酸钠溶液、硫酸铜试液、0.05mol/L 乙二胺四乙酸二钠溶液。

3. 仪器 恒温水浴箱、试管、试管夹、滴管、量筒、烧杯、分光光度仪等。

四、实验步骤

1. 试液的制备

（1）取试管 5 支，编号，各加入 0.025% 对氨基水杨酸钠溶液 10ml。

（2）2 号试管加入 3% 过氧化氢溶液 0.5ml。

（3）3 号试管加入 2% 亚硫酸钠溶液 1ml，振摇后再加入 3% 过氧化氢溶液 0.5ml。

（4）4 号试管加入硫酸铜试液 3 滴。

（5）5 号试管加入 0.05mol/L 乙二胺四乙酸二钠溶液 1ml，振摇后再加入硫酸铜试液 3 滴。

（6）将上述 5 支试管用蒸馏水稀释至一致刻度，并同时置入 80～90℃ 水浴中，30 分钟后取样，放置至室温。

2. 测定 以 1 号管作为空白溶液，用分光光度计在 440nm 处测定各样品的透光率并记录。

五、注意事项

1. 5 只试管在加热前用蒸馏水稀释至刻度需一致。

2. 试管中加入各种试液后需充分振摇。

六、思考题

1. 对氨基水杨酸钠为什么会发生颜色变化？

2. 药物被氧化变色与哪些因素有关，采取哪些措施可防止药物氧化？

七、实验报告内容

写出实验目的、原理，记录实验过程、现象及结果，并进行分析与讨论。

八、实验评分标准

测试项目	评分细则	分数
实验准备	1. 实验预习	10
	2. 实验仪器准备、玻璃仪器洗涤	10
实验操作	1. 药品、试剂取用准确、规范	10
	2. 分光光度计操作规范	20
	3. 准确、及时记录实验现象	10
	4. 注意操作安全、规范	10
清场、整理	1. 使器皿、用具恢复初始状态	5
	2. 清洁器具、整理台面	5
结果与分析	实验现象及原理分析符合要求	10
实训报告	格式符合要求、条理清晰、结论正确	10

实验三　磺胺醋酰钠的合成

一、实验目的

1. 了解磺胺醋酰钠合成的基本路线。
2. 熟悉 pH、温度等条件在药物合成中的重要性。
3. 掌握利用理化性质的差异来分离纯化产品的方法。

二、实验原理

对氨基苯磺酰胺是临床上应用最早的磺胺类抗菌药，但水溶性小，不便应用，磺胺分子中的磺酰氨基近乎中性。虽可与 NaOH 成盐而水溶性增大，但极易水解，水溶液呈强碱性，也不能应用于临床，如果将磺酰氨基进一步酰化，酸性增强，成钠盐后，水解性降低，碱性减弱，能在临床上应用，乙酰化的产物为磺胺醋酰。其钠盐近中性，可配成滴眼剂使用。

在碱性条件下以磺胺为原料与醋酐反应，磺酰氨基乙酰化合成得到磺胺醋酰，再与氢氧化钠反应合成磺胺醋酰钠。

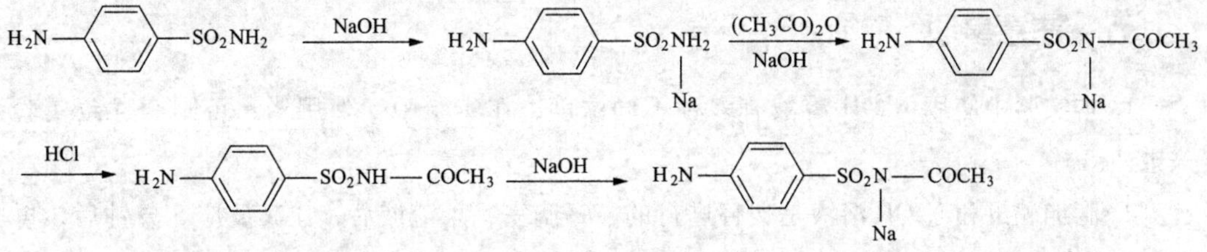

注：乙酐酰化时有副产物双乙酰化物产生，其化学式如下。

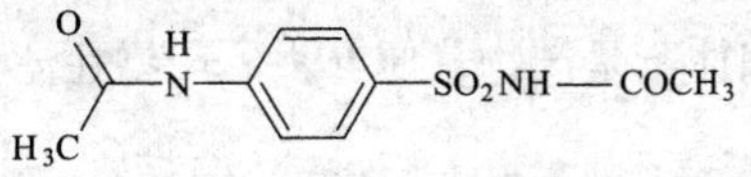

三、实验器材

1. 原料　磺胺。

2. 试剂　NaOH、醋酐、盐酸、活性炭、蒸馏水。

3. 器材　圆底烧瓶、温度计、球形冷凝管、恒压滴液漏斗、玻璃棒、抽滤瓶、布氏漏斗、量筒、表面皿、烧杯、恒温磁力搅拌器，水浴加热装置、烘箱等。

四、实验步骤

1. 磺胺醋酰的合成

在装有搅拌、温度计、回流冷凝管的 250ml 三颈烧瓶中,加入 26g 磺胺(SA)和 22.5% 的 NaOH 溶液(33ml)。搅拌,水浴逐渐升温至 50~55℃,待物料溶解后,滴加醋酐 7.5ml,5 分钟后加入 77% NaOH 溶液 4.5ml(注 1),并保持反应液 pH 在 12~13 之间,剩余 13ml 醋酐与 14.5ml 77% NaOH 溶液以每隔 5 分钟每次 2ml(注 2)交替加入。加料期间的反应温度维持在 50~55℃ 及 pH 在 12~14(注 3)。加料完毕后,继续搅拌 30 分钟。反应结束后将反应液倾入 250ml 烧杯中,加水 30ml 稀释,滴加浓盐酸酸化 pH 至 7,于冰水浴中冷却 1h 左右,析出未反应原料磺胺,过滤,滤饼用少量冰水洗涤(注 4),滤液与少量洗液合并后用浓盐酸调 pH 至 4~5,有固体析出,过滤,将滤饼压紧抽滤(注 5),滤饼用 3 倍量的 10% 盐酸溶液溶解,放置 30 分钟,抽滤除去不溶物,滤液加少量活性炭室温脱色 10 分钟,过滤,滤液用 40% 的 NaOH 溶液调 pH 至 5,析出磺胺醋酰粗品,过滤,滤饼用 10 倍左右的水加热,使产品溶解,趁热过滤,滤液放冷,慢慢析出结晶,过滤,干燥得磺胺醋酰精制品,熔点 179~182℃。

2. 磺胺醋酰钠的合成

将所得磺胺醋酰精制品放入 100ml 烧杯中,以少量水浸润后,于水浴上加热至 90℃,用滴管滴加 40% NaOH 溶液至 pH 为 7~8 恰好溶解,趁热过滤,滤液移至烧杯中,冷却析出晶体,滤取结晶,干燥,得磺胺醋酰钠产品。

五、注意事项

1. 本实验中使用 NaOH 溶液有多种不同浓度,在实验中切勿用错,否则会导致实验失败。

2. 滴加醋酐和 NaOH 溶液是交替进行的,每滴完一种溶液后,让其反应 5 分钟后,再滴加另一种溶液。滴加是用滴管加入,滴加速度以液滴一滴一滴滴下为宜。

3. 反应中保持反应液 pH 在 12~13 之间很重要,否则收率将会降低。

4. 在 pH 为 7 时析出的固体不是产物,应弃去。产物在滤液中,切勿搞错。在 pH 4~5 析出的固体是产物。

5. 在本实验中,溶液 pH 的调节是反应能否成功的关键,应小心注意,否则实验会失败或收率降低。

6. 氢氧化钠固体及其溶液具有强腐蚀性,不慎粘有时,应及时用大量清水冲洗。

7. 醋酐具有催泪性和腐蚀性,取用时在通风橱中进行,不慎粘有时,应及时用大量清水冲洗。

六、思考题

1. 反应中用 NaOH 的作用是什么?

2. 在合成 SA 时，芳香伯胺基可发生酰化吗？

3. 该合成过程中产生哪些副产物，应如何减少副产物提高收率？

七、实验报告内容

写出实验目的、原理，记录实验过程、现象及结果，并进行分析与讨论。

八、实验评分标准

测试项目	评分细则	分数
实验准备	1. 实验预习	10
	2. 实验仪器准备、玻璃仪器洗涤	10
实验操作	1. 药品、试剂取用准确、规范	10
	2. 药物合成操作规范性	10
	3. 仪器使用规范性	10
	4. 准确、及时记录实验现象	10
	5. 注意操作安全、规范	10
清场、整理	1. 使器皿、用具恢复初始状态	5
	2. 清洁器具、整理台面	5
结果与分析	实验现象及原理分析符合要求	10
实训报告	格式符合要求、条理清晰、结论正确	10

实验四　烟酸的合成

一、实验目的

1. 掌握高锰酸钾氧化法对芳烃的氧化原理及实验方法。
2. 熟悉酸碱两性有机化合物的分离纯化技术。
3. 了解烟酸的合成路线。

二、实验原理

烟酸学名为吡啶 - 3 - 羧酸，又称维生素 B_5，是 B 族维生素中的一种，富集于酵母、米糠之中，可用于防治糙皮病，也可用作血管扩张药，并大量用作食品和饲料的添加剂。它作为医药中间体，可用于烟酰胺、尼可刹米及烟酸肌醇酯的生产。

烟酸可以由喹啉经氧化、脱羧合成，但合成路线长，且所用的试剂为腐蚀性的强酸。因此，常以 3 - 甲基吡啶为原料，经氧化合成烟酸。

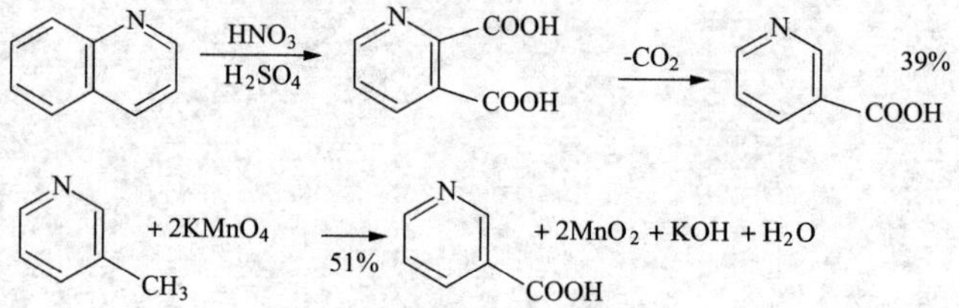

三、实验器材

1. 原料　3 - 甲基吡啶。

2. 试剂　高锰酸钾、浓盐酸、活性炭、蒸馏水。

3. 器材　圆底烧瓶、温度计、球形冷凝管、恒压滴液漏斗、玻璃棒、抽滤瓶、布氏漏斗、量筒、表面皿、烧杯、恒温磁力搅拌器，水浴加热装置、烘箱等。

四、实验步骤

1. 烟酸的合成

在配有回流冷凝管、温度计和搅拌子的三口烧瓶中加入 3 - 甲基吡啶 5g、蒸馏水 200ml，水浴加热至 85℃。在搅拌下，分批加入高锰酸钾 21g，控制反应温度在 85 ~ 90℃，加毕，继续搅拌反应 1 小时。停止反应，改成常压蒸馏装置，蒸出水及未反应的 3 - 甲基吡啶，至流出液呈现不浑浊为止，约蒸出 130ml 水，停止蒸馏，趁热过滤，用 12ml 沸水分三次洗涤滤饼（二氧化锰），弃去滤饼，合并滤液与洗液，得烟酸钾水溶液。

将烟酸钾水溶液移至 500ml 烧杯中，用滴管滴加浓盐酸调 pH 值至 3 ~ 4（烟酸的等电点的 pH 值约为 3.4，注意：用精密 pH 试纸检测），冷却析晶，过滤，抽滤，得烟酸粗品。

2. 烟酸的精制

将粗品移至 250ml 圆底烧瓶中，加粗品 5 倍量的蒸馏水，水浴加热，轻轻振摇使之溶解，稍冷，加活性炭适量，加热至沸腾，脱色 10 分钟，趁热过滤，慢慢冷却析晶（注 1），过滤，滤饼用少量冷水洗涤，抽滤，干燥，得无色针状结晶烟酸纯品，熔点为 236 ~ 239℃。

五、注意事项

1. 慢慢冷却结晶，有利于减少氯化钾在产物中的夹杂量。

2. 氧化反应若完全，二氧化锰沉淀滤去后，反应液不再显紫红色。如果显紫红色，可加少量乙醇，温热片刻，紫色消失后，重新过滤。

3. 精制中加入活性炭的量可由粗品的颜色深浅来定，若颜色较深可多加一些。

六、思考题

1. 氧化反应若反应完全，反应液呈什么颜色？

2. 为什么加乙醇可以除去剩余的高锰酸钾？

3. 在产物处理过程后，为什么要将 pH 值调至烟酸的等电点？

4. 本实验在烟酸精制过程中为什么要强调缓慢冷却结晶处理？冷却速度过快会造成什么后果？

5. 如果在烟酸产物中尚含有少量氯化钾，如何除去？试拟定分离纯化方案。

七、实验报告内容

写出实验目的、原理，记录实验过程、现象及结果，并进行分析与讨论。

八、实验评分标准

测试项目	评分细则	分数
实验准备	1. 实验预习	10
	2. 实验仪器准备、玻璃仪器洗涤	10
实验操作	1. 药品、试剂取用准确、规范	10
	2. 药物合成操作规范性	10
	3. 仪器使用规范性	10
	4. 准确、及时记录实验现象	10
	5. 注意操作安全、规范	10
清场、整理	1. 使器皿、用具恢复初始状态	5
	2. 清洁器具、整理台面	5
结果与分析	实验现象及原理分析符合要求	10
实训报告	格式符合要求、条理清晰、结论正确	10

实验五 维生素 K₃ 的合成

一、实验目的

1. 熟悉氧化反应、加成反应的原理。
2. 掌握本实验中氧化、加成反应的特点，并基本熟悉操作过程。

二、实验原理

β - 甲基萘因 2 位甲基的超共轭效应，使甲基所在环的电子云密度较高，在温和条件下，可被三氧化铬的醋酸溶液氧化成中间体 β - 萘醌，β - 萘醌的 2，3 位双键再与亚硫酸氢钠加成，即合成维生素 K₃，反应式如下：

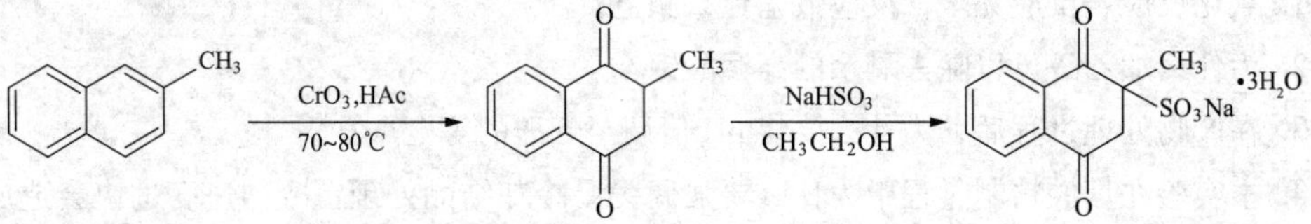

三、实验器材

1. **原料** β - 甲基萘。
2. **试剂** 醋酸、三氧化铬、无水乙醇、亚硫酸氢钠、蒸馏水。
3. **器材** 圆底烧瓶、温度计、球形冷凝管、恒压滴液漏斗、玻璃棒、抽滤瓶、布氏漏斗、量筒、表面皿、烧杯、恒温磁力搅拌器，水浴加热装置、烘箱等。

四、实验步骤

1. 中间体 β - 萘醌的合成

量取 β - 甲基萘 - 醋酸溶液 40ml（其中含 β - 甲基萘 5g）置于 250ml 三口瓶中，称取三氧化铬 22.5g 于小烧杯中，加水 22ml 溶解备用。三口烧瓶中加磁转子，安装温度计，启动搅拌，保持 35 ~40℃慢慢滴加三氧化铬溶液，期间以冷水浴降温控制反应温度。反应完毕后 40℃以下保温搅拌 30 分钟，后升温到 70℃保温搅拌 30 分钟，再升到 85℃保温搅拌 15 分钟。反应完毕后，将反应物倾入盛有 200ml 冷水的烧杯中，搅拌，过滤。用适量冷水洗涤，晾干滤饼，备用。

2. 维生素 K₃ 粗品的合成

称取自制中间体 β - 萘醌 2g，置于 250ml 三口瓶中，加无水乙醇 9.8ml，加入磁转子搅拌溶解；称取亚硫酸氢钠 2.4g 置于小烧杯中，加 2.4ml 水溶解备用；将亚硫酸氢钠溶液慢慢滴加到三口瓶中，保持反应温度小于40℃；滴加完成后，于35～40℃继续保温搅拌1小时。反应结束后，将三口瓶置于冰水中冷却至10℃以下，待出现结晶时继续保冷10分钟以上，抽滤，并用少量乙醇洗涤，晾干，备用。

3. 精制

称取自制维生素 K_3 粗品 1g，置于 100ml 锥形瓶中，加入 8ml 乙醇及少量亚硫酸氢钠，加热至溶解，于 60～70℃保温30分钟；后将滤液倒入干净的锥形瓶中，置于冰水中冷却至10℃以下，待出现结晶时继续保冷10分钟以上，抽滤，并用少量乙醇洗涤。将湿滤饼在70℃以下干燥，得白色晶体维生素 K_3。

五、注意事项

1. 氧化反应为放热反应，必须将三氧化铬溶液逐渐滴入 β – 甲基萘的醋酸溶液中，切不可将三氧化铬溶液一次倒入，以防止冲料危险。

2. 因 β – 萘醌微溶于冷水，故洗涤用冷水。

六、思考题

1. 有机反应中常用的氧化剂有哪些？
2. 氧化反应中应注意哪些安全问题？

七、实验报告内容

写出实验目的、原理，记录实验过程、现象及结果，并进行分析与讨论。

八、实验评分标准

测试项目	评分细则	分数
实验准备	1. 实验预习	10
	2. 实验仪器准备、玻璃仪器洗涤	10
实验操作	1. 原料、试剂取用准确、规范	10
	2. 药物合成操作规范性	10
	3. 仪器使用规范性	10
	4. 准确、及时记录实验现象	10
	5. 注意操作安全、规范	10
清场、整理	1. 使器皿、用具恢复初始状态	5
	2. 清洁器具、整理台面	5
结果与分析	实验现象及原理分析符合要求	10
实训报告	格式符合要求、条理清晰、结论正确	10

实验六　硝苯地平的合成

一、目的要求

1. 通过硝苯地平的合成，进一步掌握二氢吡啶钙离子拮抗剂类药物的结构特点及药学性质。

2. 学习环合反应的机制、特点及在二氢吡啶钙离子拮抗剂合成中的应用。

二、实验原理

硝苯地平于 1969 年由德国拜耳公司研制成功，是第一个二氢吡啶类的钙离子拮抗剂，1975 年用于治疗冠心病、心绞痛，并取得了令人满意的疗效，迄今仍是治疗心绞痛的主要药物之一。1980 年开始用于治疗高血压以来，也取得了显著疗效，为钙离子拮抗剂作为基本降压药奠定了基础，也为研制新一代钙离子拮抗剂立下了汗马功劳。硝苯地平化学名为 1,4 - 二氢 - 2,6 - 二甲基 - 4 - (2 - 硝基苯基) - 吡啶 - 3,5 - 二羧酸二甲酯，结构式如下。

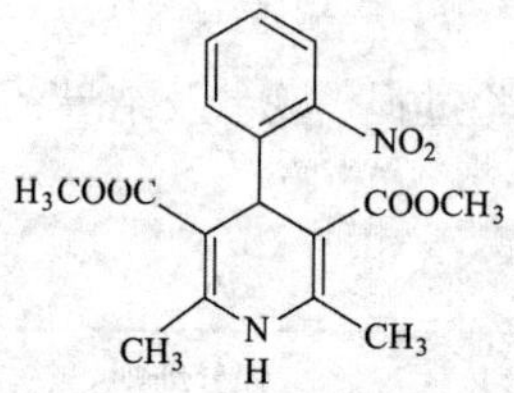

本品为黄色无臭无味的结晶粉末，熔点为 171～175℃，无吸湿性，极易溶于丙酮、二氯甲烷、三氯甲烷，溶于乙酸乙酯，微溶于甲醇、乙醇，几乎不溶于水。合成路线如下。

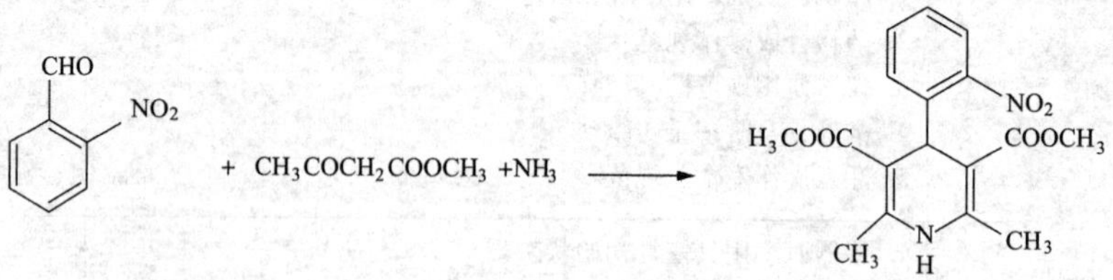

三、实验器材

1. 原料　邻硝基苯甲醛。

2. 试剂　乙酰乙酸甲酯、β - 甲基萘、甲醇氨饱和溶液、甲醇、乙醇、蒸馏水。

3. 器材　圆底烧瓶、温度计、球形冷凝管、恒压滴液漏斗、玻璃棒、抽滤瓶、布氏漏斗、量筒、表面皿、烧杯、恒温磁力搅拌器，水浴加热装置、烘箱等。

四、实验操作

1. 硝苯地平的合成

在装有搅拌器、回流冷凝管、温度计的 100ml 圆底烧瓶中，依次加入邻硝基苯甲醛 5g、乙酰乙酸甲酯 8ml、甲醇氨饱和溶液 30ml，油浴加热回流 5 小时，然后改为蒸馏装置，蒸出甲醇至有结晶析出为止，抽滤，结晶用 95% 乙醇 20ml 洗涤，压干，得黄色结晶性粉末，干燥、称重、计算收率。

2. 精制

称取上述粗品 5g，置于 100ml 锥形瓶中，加入 25ml 95% 乙醇，加热至溶解，趁热过滤，滤液倒入干净的烧杯中，置于冰水中冷却至 10℃ 以下，待出现结晶时继续保冷 10 分钟以上，抽滤，并用少量 95% 乙醇洗涤。将湿滤饼在 70℃ 以下干燥，称重，计算收率，得白色晶体维生素 K_3。

五、注意事项

甲醇氨饱和溶液应新鲜配制（每 100ml 甲醇吸收氨气大约 10～12g）。

六、思考题

1. 解释三组分环合反应的机制以及三组分环合反应在药物化学中的应用。
2. 写出硝苯地平光照后产物的结构式。

七、实验报告内容

写出实验目的、原理，记录实验过程、现象及结果，并进行分析与讨论。

八、实验评分标准

测试项目	评分细则	分数
实验准备	1. 实验预习	10
	2. 实验仪器准备、玻璃仪器洗涤	10
实验操作	1. 药品、试剂取用准确、规范	10
	2. 药物合成操作规范性	10
	3. 仪器使用规范性	10
	4. 准确、及时记录实验现象	10
	5. 注意操作安全、规范	10
清场、整理	1. 使器皿、用具恢复初始状态	5
	2. 清洁器具、整理台面	5
结果与分析	实验现象及原理分析符合要求	10
实训报告	格式符合要求、条理清晰、结论正确	10

实验七　苯妥英钠的合成

一、目的要求

1. 学习安息香缩合反应的原理和应用氰化钠及维生素 B_1 为催化剂进行反应的实验方法。

2. 了解剧毒药氰化钠的使用规则。

二、实验原理

苯妥英钠为抗癫痫药，适于治疗癫痫大发作，也可用于三叉神经痛及某些类型的心律不齐。苯妥英钠化学名为 5,5 – 二苯基乙内酰脲，化学结构式如下。

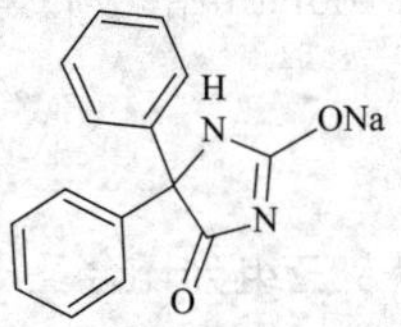

苯妥英钠为白色粉末，无臭、味苦。微有吸湿性，易溶于水，能溶于乙醇，几乎不溶于乙醚和三氯甲烷。

合成路线如下。

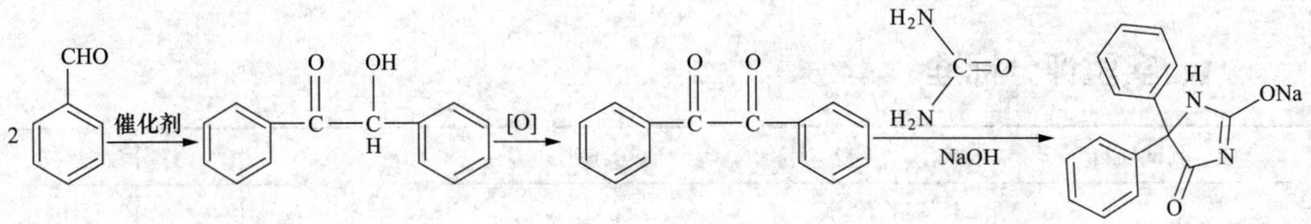

三、实验器材

1. 原料　维生素 B_1。

2. 试剂　苯甲醛、乙醇、氢氧化钠、氰化钠、安息香、硝酸、联苯甲醛、尿素、活性炭、氯化钠、蒸馏水。

3. 器材　圆底烧瓶、温度计、球形冷凝管、恒压滴液漏斗、玻璃棒、抽滤瓶、布氏漏斗、量筒、表面皿、烧杯、恒温磁力搅拌器，水浴加热装置、烘箱等。

四、实验方法

1. 安息香的合成

A 法：在装有搅拌、温度计、球型冷凝器的 100ml 三颈瓶中，依次投入苯甲醛 12ml，乙醇 20ml。用 20% NaOH 调至 pH＝8，小心加入氰化钠 0.3 g，开动搅拌，在水浴上加热回流 1.5 小时。反应完毕，充分冷却，析出结晶，抽滤，用少量水洗，干燥，得安息香粗品。

B 法：于锥形瓶内加入维生素 B_1 2.7 g、水 10ml、95% 乙醇 20ml。不时摇动，待维生素 B_1 溶解，加入 2mol/L NaOH 7.5ml，充分摇动，加入新蒸馏的苯甲醛 7.5ml，放置一周。抽滤得淡黄色结晶，用冷水洗，得安息香粗品。

2. 联苯甲酰的合成

在装有搅拌、温度计、球型冷凝器的 100ml 三颈瓶中，投入安息香 6g，稀硝酸（HNO_3：H_2O＝1：0.6）15ml。开动搅拌，用油浴加热，逐渐升温至 110～120℃，反应 2 小时（反应中产生的氧化氮气体，可从冷凝器顶端装一导管，将其通入水池中排出）。反应完毕，在搅拌下，将反应液倾入 40ml 热水中，搅拌至结晶全部析出。抽滤，结晶用少量水洗，干燥，得粗品。

3. 苯妥英的合成

在装有搅拌器、温度计、球型冷凝器的 100ml 三颈瓶中，投入联苯甲醛 4g，尿素 1.4g，20% NaOH 12ml，50% 乙醇 20ml，开动搅拌，直火加热，回流反应 30 分钟。反应完毕，反应液倾入到 120ml 沸水中，加入活性炭，煮沸 10 分钟，放冷，抽滤。滤液用 10% 盐酸调至 pH＝6，放置析出结晶，抽滤，结晶用少量水洗，得苯妥英粗品。

4. 成盐与精制

将苯妥英粗品置 100ml 烧杯中，按粗品与水为 1：4 之比例加入水，水浴加热至 40℃，加入 20% NaOH 至全溶，加活性炭少许，在搅拌下加热 5 分钟，趁热抽滤，滤液加氯化钠至饱和。放冷，析出结晶，抽滤，少量冰水洗涤，干燥得苯妥英钠，称重，计算收率。

五、注意事项

1. 氰化钠为剧毒药品，微量即可致死，故使用时应严格遵守下列规则：①使用时必须戴好口罩、手套，若手上有伤口，应预先用胶布贴好。②称量和投料时，避免撒落它处，一旦撒出，可在其上倾倒过氧化氢溶液，稍过片刻，再用湿抹布抹去即可。粘有氰化钠的容器、称量纸等要按上法处理，不允许不加处理乱丢乱放。③投入氰化钠前，一定要用 20% NaOH 调至 pH＝8。pH 过低，可产生剧毒的氰化氢气体（氰化氢为无色气体，空气中最高允许量为 10ppm）。

2. 硝酸为强氧化剂，使用时应避免与皮肤、衣服等接触，氧化过程中，硝酸被还原产生氧化氮气体。该气体具有一定刺激性，故须控制反应温度，以防止反应激烈，大量氧化氮气体逸出。

3. 合成钠盐时，水量稍多，可使收率受到明显影响，要严格按比例加水。

六、思考题

1. 试述 NaCN 及维生素 B_1 在安息香缩合反应中的作用（催化机制）。

2. 合成联苯甲酰时，反应温度为什么要逐渐升高？氧化剂为什么不用硝酸，而用稀硝酸？

3. 本品精制的原理是什么？

七、实验报告内容

写出实验目的、原理，记录实验过程、现象及结果，并进行分析与讨论。

八、实验评分标准

测试项目	评分细则	分数
实验准备	1. 实验预习	10
	2. 实验仪器准备、玻璃仪器洗涤	10
实验操作	1. 药品、试剂取用准确、规范	10
	2. 药物合成操作规范性	10
	3. 仪器使用规范性	10
	4. 准确、及时记录实验现象	10
	5. 注意操作安全、规范	10
清场、整理	1. 使器皿、用具恢复初始状态	5
	2. 清洁器具、整理台面	5
结果与分析	实验现象及原理分析符合要求	10
实训报告	格式符合要求、条理清晰、结论正确	10

实验八　阿司匹林的合成、鉴别及杂质检查

一、目的要求

1. 熟悉阿司匹林的性状、特点和化学性质。
2. 掌握酯化反应的原理和实验操作。
3. 巩固重结晶、精制、抽滤等基本操作技术。
4. 了解阿司匹林中杂质的来源和鉴定。

二、反应原理

阿司匹林学名为乙酰水杨酸，是白色晶体，易溶于乙醇、三氯甲烷和乙醚，微溶于水。它具有解热、镇痛和消炎的作用，可用于治疗伤风、感冒、头痛、发烧、神经痛、关节痛及风湿病等，也可用于预防心脑血管疾病。常用退热镇痛药 APC 中 A 即为阿司匹林。实验室通常采用水杨酸和乙酸酐在浓硫酸的催化下发生酰基化反应来制取。

反应方程式：

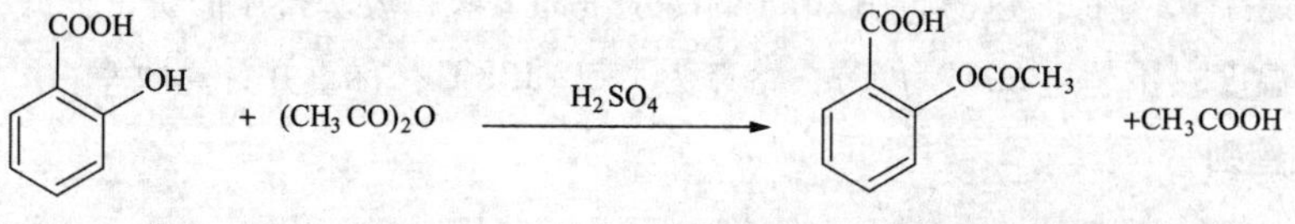

副反应：反应温度应控制在 75 ～ 80℃左右，温度过高易发生下列副反应。

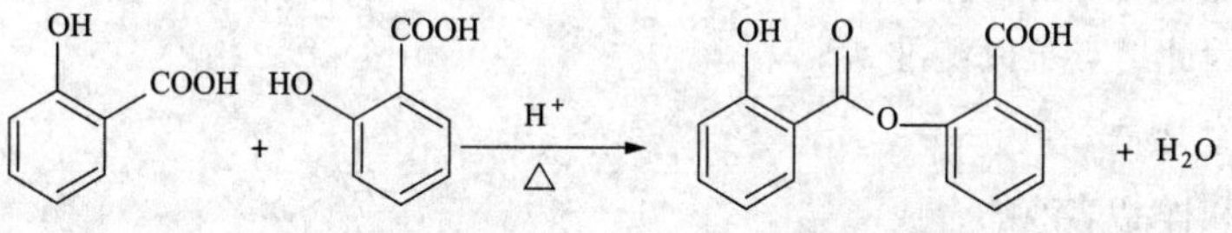

水杨酰水杨酸酯

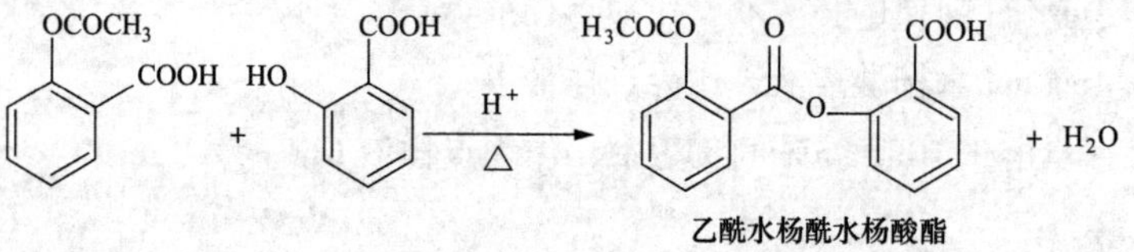

乙酰水杨酰水杨酸酯

　　在反应过程中，阿司匹林会自身缩合，形成一种聚合物，利用阿司匹林和碱反应生成水溶性钠盐的性质，从而与聚合物分离。

　　在阿司匹林产品中的另一个主要的副产物是水杨酸，其来源可能是酰化反应不完全的原料，也可能是阿司匹林的水解产物。水杨酸可以在最后的重结晶中加以分离。

三、实验器材

1. 原料 硫酸铁铵对照品、水杨酸对照品、水杨酸。

2. 试剂 乙酸酐、浓硫酸、乙酸乙酯、三氯化铁溶液、乙醇、水、冰块。

3. 仪器 圆底烧瓶（100ml）、天平、胶头滴管、水浴锅、温度计（100℃）、玻璃棒、布氏漏斗、真空泵、烧杯、回流冷凝管、锥形瓶、试管、表面皿、烧杯、烘箱。

四、实验步骤

1. 乙酰水杨酸的合成

在干燥的装有搅拌器、温度计和球形冷凝管的100ml三口圆底瓶中，依次加入水杨酸5.0g和乙酸酐7.5g，开动搅拌，滴加浓硫酸7滴，打开冷却水，在充分搅拌下缓慢升温至75℃。保持此温度反应30分钟。反应完成后，停止搅拌，然后将反应液倾入50ml冷水中，继续缓慢搅拌，直至乙酰水杨酸全部析出，抽滤，用10ml的水洗涤2次，玻塞挤压滤饼，抽滤，得粗品。

2. 精制（重结晶）

将上述所得粗品置于装有搅拌器、温度计和球形冷凝管的100ml三口圆底瓶中，按质量体积比1:1加入无水乙醇，微热溶解，在搅拌下按乙醇-水比1:3加入温度为60~70℃热水，按5%质量比加活性炭脱色，脱色5~10分钟。趁热过滤，搅拌下滤液自然冷却至室温，冰浴下搅拌10分钟。过滤，用10ml的冷水洗涤2次，玻塞挤压滤饼，抽滤，置烘箱内干燥（干燥温度以不超过60℃为宜），熔点为135~138℃，称重并计算收率。

3. 定性鉴别

方法一：物理方法

（1）外观及熔点：纯乙酰水杨酸为白色针状或片状晶体，熔点135~138℃，但由于它受热易分解，因此熔点难以测准。

（2）薄层色谱法

①标准品和样品溶液的合成

1）配制0.4mg/ml阿司匹林溶液，作为点样液A。

2）配制0.4mg/ml水杨酸溶液，作为点样液B。

3）取样品适量溶于10ml 95%的乙醇中，作为点样液C。

②点样

在硅胶GF254层析板上，距下端边缘1.0~1.5cm处，分别用毛细管吸取点样液A、B、C各10μl进行点样，两点间相距1cm，样点直径小于3mm。

（3）展开

用石油醚-乙酸乙酯-冰醋酸（10:1:0.1）混合液作为展开剂，置于密闭的层析槽中，待饱和30分钟后，将已点样的层析板放入，用倾斜上行法展开，展开剂上升与点样的位置相距一定距离处取出层析板，风干。

（4）显色

在紫外分析仪下看展开的斑点，用铅笔画好。

（5）计算

根据点样液原点到展开剂上行的前沿距离与点样原点到上行色点中心距离相比求出比移值（Rf值）。

方法二：化学方法

（1）三氯化铁反应

水杨酸及其盐在中性或弱酸条件下，与三氯化铁试液反应，分子中的酯键受热水解，生成紫堇色铁配合物，显紫堇色。这是部分本品水解成水杨酸，三价铁离子与水杨酸的酚羟基结合所致。

步骤：取乙酰水杨酸约0.1g，加水10ml，于试管底部用酒精灯微火煮沸，放冷，加三氯化铁试液1滴，应出现紫堇色。

（2）水解反应

阿司匹林与碳酸钠试液加热水解，得水杨酸钠和醋酸钠，加过量稀硫酸后，水杨酸白色沉淀析出，产生醋酸的臭气。

步骤：取乙酰水杨酸约0.5g，加碳酸钠试液10ml，煮沸2分钟，放冷，滴加稀硫酸至析出白色沉淀，并发生醋酸的臭味。

4. 游离水杨酸的限量检查

（1）标准品和样品溶液的合成

①配制铁标准溶液：0.1mg/ml（精密称取0.2159g硫酸铁铵对照品于小烧杯中，加水溶解，加入6mol/L HCl溶液5ml，定量转移至250ml容量瓶中，用水定容后摇匀，所得溶液每毫升含 Fe^{2+} 0.100mg）。

②配制水杨酸溶液0.1 mg/ml（准确称取10mg水杨酸对照品于小烧杯中，加水溶解，加冰醋酸1ml，定量转移至100ml容量瓶中，用水定容后摇匀，所得溶液每毫升含水杨酸0.100mg）。

③配置供试品溶液（取样品适量溶于10ml 95%的乙醇中）。

（2）水杨酸含量的测定

①标准系列溶液的配制及测定

取6个50ml容量瓶，用吸量管分别加入0.1 mg/ml的水杨酸标准溶液0、0.2、0.4、0.6、0.8、1.0ml，分别加入0.1 mg/ml铁标准溶液1.0ml，用蒸馏水稀释至刻度，摇匀。放置10分钟后，用1cm比色皿，以试剂空白为参比溶液，在523nm下，测定各溶液的吸光度，以水杨酸的浓度C为横坐标，吸光度A为纵坐标作图绘制标准曲线。

②供试液中水杨酸含量测定

取供试品溶液1.0ml，放入50ml容量瓶中，按以上方法显色，并测其吸光度。

依据试液的A值，从标准曲线上即可查得其浓度，最后计算出原试液中含水杨酸量（以mg/ml表示）。

五、注意事项

1. 乙酰化反应所用的仪器、量具必须干燥，同时注意不要让水蒸气进入锥形瓶。

2. 乙酰化反应温度不宜过高，否则将增加副产物（乙酰水杨酸酯、乙酰水杨酸水杨酸酯）的生成。

3. 倘若在冷却过程中阿司匹林没有从反应液中析出，可用玻璃棒轻轻摩擦锥形瓶的内壁，也可同时将锥形瓶放入冰浴中冷却，促使结晶生成。

4. 加水时要注意，一定要等结晶充分形成后才能加入。加水时要慢慢加入，并有放热现象，甚至会使溶液沸腾，产生醋酸蒸气，必须小心。

5. 阿司匹林受热易分解，可生成复杂物质，使熔点下降。因此，需将传温液预热至130℃后立即放入样品，迅速测定熔点。

六、思考题

1. 在阿司匹林的合成过程中，需要加入少量的浓硫酸，其作用是什么？除硫酸外，是否可以用其他酸代替？

2. 本实验产生的主要杂质是聚合物，生成的原理是什么？

3. 药典中规定，成品阿司匹林中要检测水杨酸的量，为什么？本实验中采用什么方法除去？

4. 重结晶为什么选用乙醇–水为溶剂？在精制过程中为什么滤液要自然冷却？快速冷却会出现什么现象？

七、实验报告内容

写出实验目的、原理，记录实验过程、现象及结果，并进行分析与讨论。

八、实验评分标准

测试项目	评分细则	分数
实验准备	1. 实验预习	10
	2. 实验仪器准备、玻璃仪器洗涤	10
实验操作	1. 药品、试剂取用准确、规范	10
	2. 合成按规程操作	10
	3. 限量检查的操作方法	10
	4. 准确、及时记录实验现象	10
	5. 注意操作安全、规范	10
清场、整理	1. 使器皿、用具恢复初始状态	5
	2. 清洁器具、整理台面	5
结果与分析	实验现象及原理分析符合要求	10
实训报告	格式符合要求、条理清晰、结论正确	10

实验九　氯霉素的合成

一、目的与要求

1. 熟悉溴化、德尔宾反应、乙酰化、羟甲基化、Meerwein – Ponndorf – Verley（欧芬脑尔）羰基还原、水解、拆分、二氯乙酰化等反应的原理。
2. 掌握各步反应的基本操作和终点的控制。
3. 了解播种结晶法拆分外消旋体的原理，熟悉操作过程。
4. 掌握利用旋光仪测定光学异构体质量的方法。

二、实验原理

氯霉素的化学名为 1R，2R –（–）– 1 – 对硝基苯基 – 2 – 二氯乙酰胺基 – 1，3 – 丙二醇。氯霉素分子中有两个手性碳原子，有四个旋光异构体。化学结构式为：

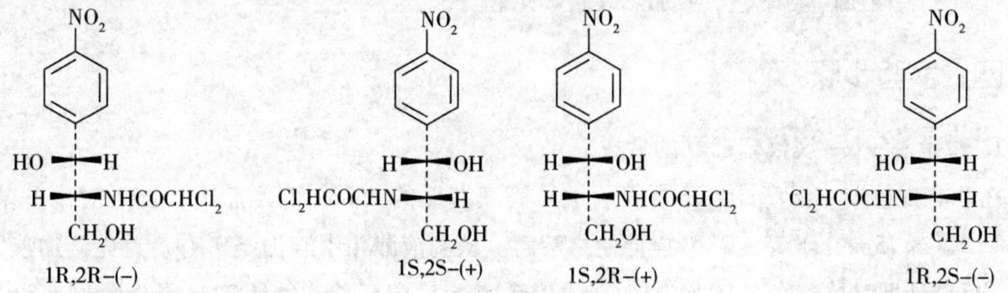

上面四个异构体中仅 1R，2R（–）〔或 D（–）苏阿糖型〕有抗菌活性，为临床使用的氯霉素。

氯霉素为白色或微黄色的针状、长片状结晶或结晶性粉末，味苦。熔点为 149～153℃。易溶于甲醇、乙醇、丙酮或丙二醇中，微溶于水。在乙酸乙酯中比旋度为 – 25.5°；在无水乙醇中比旋度为 + 18.5°～ + 21.5°。

合成路线：

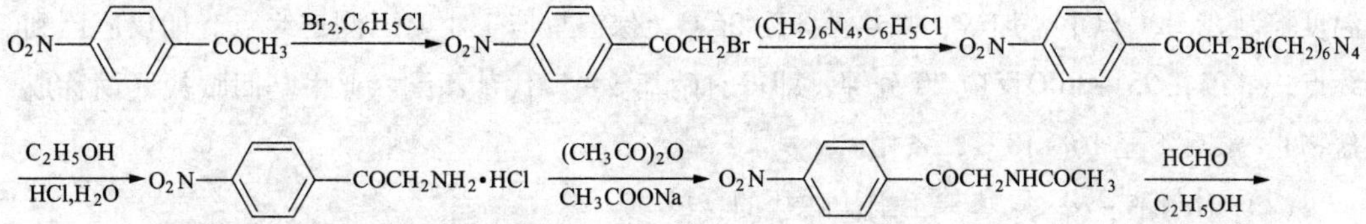

$$O_2N-\langle\rangle-\underset{\overset{\text{NHCOCH}_3}{|}}{C}OCH-CH_2OH \xrightarrow[\text{CH}_3\text{CH(OH)CH}_3]{\text{Al[OCH(CH}_3)_2]_3} O_2N-\langle\rangle-\underset{\overset{|}{OH}}{\overset{\overset{H}{|}}{C}}-\underset{\overset{|}{H}}{\overset{\overset{\text{NHCOCH}_3}{|}}{C}}-CH_2OH \xrightarrow{\text{HCl,H}_2\text{O}}$$

$$O_2N-\langle\rangle-\underset{\overset{|}{OH}}{\overset{\overset{H}{|}}{C}}-\underset{\overset{|}{H}}{\overset{\overset{\text{NH}_2\cdot\text{HCl}}{|}}{C}}-CH_2OH \xrightarrow{\text{15\% NaOH}} O_2N-\langle\rangle-\underset{\overset{|}{OH}}{\overset{\overset{H}{|}}{C}}-\underset{\overset{|}{H}}{\overset{\overset{\text{NH}_2}{|}}{C}}-CH_2OH \xrightarrow{\text{拆分}}$$

$$O_2N-\langle\rangle-\underset{\overset{|}{OH}}{\overset{\overset{H}{|}}{C}}-\underset{\overset{|}{H}}{\overset{\overset{\text{NHCOCH}_3}{|}}{C}}-CH_2OH \xrightarrow{\text{CHCl}_2\text{COOCH}_3,\text{CH}_3\text{OH}} O_2N-\langle\rangle-\underset{\overset{|}{OH}}{\overset{\overset{H}{|}}{C}}-\underset{\overset{|}{H}}{\overset{\overset{\text{NHCOCHCl}_2}{|}}{C}}-CH_2OH$$

三、实验器材

1. 原料 对硝基苯乙酮、氯苯、乌洛托品。

2. 试剂 溴素、氯化钠、浓盐酸、醋酸钠、醋酐、碳酸氢钠、乙醇、甲醛、异丙醇、铝片、无水三氯化铝、浓盐酸、活性炭、氢氧化钠、二氯乙酸甲酯、蒸馏水、活性炭。

3. 器材 圆底烧瓶、温度计、球形冷凝管、恒压滴液漏斗、玻璃棒、抽滤瓶、布氏漏斗、量筒、表面皿、烧杯、水浴加热装置、烘箱等。

四、实验步骤

1. 对硝基 - α - 溴代苯乙酮的合成

在装有搅拌器、温度计、冷凝管、恒压滴液漏斗的 250ml 四颈瓶中,加入对硝基苯乙酮 10g,氯苯 75ml,于 25～28℃ 搅拌使之溶解。从滴液漏斗中滴加溴 9.7g。首先滴加溴 2～3 滴,反应液即呈棕红色,10 分钟内褪成橙色表示反应开始;继续滴加剩余的溴,约 1～1.5 小时加完,继续搅拌 1.5 小时,反应温度保持在 25～28℃。反应完毕,水泵减压抽滤溴化氢约 30 分钟,得对硝基 α - 溴代苯乙酮氯苯溶液,备用。

2. 对硝基 - α - 氨基苯乙酮盐酸盐的合成

（1）对硝基 - α - 溴化苯乙酮六亚甲基四胺盐的合成

在装有搅拌器、温度计的 250ml 三颈瓶中,依次加入上步合成好的对硝基 α - 溴代苯乙酮氯苯溶液 20ml,冷却至 15℃ 以下,在搅拌下加入六亚甲基四胺（乌洛托品）粉末 8.5g,温度控制在 28℃ 以下,加毕,加热至 35～36℃,保温反应 1 小时,测定终点。如反应已到终点,继续在 35～36℃ 反应 20 分钟,即得对硝基 α - 溴代苯乙酮六亚甲基四胺盐（简称成盐物）,然后冷至 16～18℃,备用。

（2）对硝基 - α - 氨基苯乙酮盐酸盐的合成

在上步合成的成盐物氯苯溶液中加入精制氯化钠 3g,浓盐酸 17.2ml,冷至 6～12℃,搅拌 3～5 分钟,使成盐物呈颗粒状,待氯苯溶液澄清分层,分出氯苯;立即加入乙醇 37.7ml,搅拌,加热,0.5 小时后升温到 32～35℃,保温反应 5 小时;冷至 5℃ 以下,过滤，滤饼转移到烧杯中加水 19ml，在 32～36℃搅拌 30 分钟，再冷至 -2℃，过滤，用预冷到 2～3℃的 6ml 乙醇洗涤，抽滤，得对硝基 - α - 氨基苯乙酮盐酸盐（简称水解物），熔点为 250℃（熔融同时分解），备用。

3. 对硝基 - α - 乙酰胺基苯乙酮的合成

在装有搅拌器、回流冷凝器、温度计和滴液漏斗的 250ml 四颈瓶中，放入上步制得的水解物及水 20ml，搅拌均匀后冷至 0～5℃。在搅拌下加入醋酐 9ml。另取 40% 的醋酸钠溶液 29ml，用滴液漏斗在 30 分钟内滴入反应液中，滴加时反应温度不超过 15℃。滴毕，升温到 14～15℃，搅拌 1 小时（反应液始终保持在 pH = 3.5～4.5），再补加醋酐 1ml，搅拌 10 分钟，测定终点。如反应已完全，立即过滤，滤饼用冰水搅成糊状，过滤，用饱和 $NaHCO_3$ 溶液中和至 pH = 7.2～7.5，抽滤，再用冰水洗至中性，抽滤，得淡黄色结晶（简称乙酰化物），熔点为 161～163℃。

4. 对硝基 - α - 乙酰胺基 - β - 羟基苯丙酮的合成

在装有搅拌器、回流冷凝管、温度计的 250ml 三颈瓶中，投入乙酰化物及乙醇 15ml，甲醛 4.3ml，搅拌均匀后用少量饱和 $NaHCO_3$ 溶液调 pH = 7.2～7.5。搅拌下缓慢升温，大约 40 分钟达到 32～35℃，再继续升温至 36～37℃，直到反应完全。迅速冷却至 0℃，过滤，用 25ml 冰水分次洗涤，抽滤，干燥得对硝基 - α - 乙酰胺基 - β - 羟基苯丙酮（简称缩合物），熔点为 166～167℃。

5. DL - 苏阿糖型 - 1 - 对硝基苯基 - 2 - 氨基 - 1，3 - 丙二醇的合成

（1）异丙醇铝的合成

在装有搅拌器、回流冷凝管、温度计的三颈瓶中依次投入剪碎的铝片 2.7g，无水异丙醇 63ml 和无水三氯化铝 0.3g。在油浴上回流加热至铝片全部溶解，冷却到室温，备用。

（2）DL - 苏阿糖型 - 1 - 对硝基苯基 - 2 - 氨基 - 1，3 - 丙二醇的合成

在上步合成异丙醇铝的三颈瓶中加入无水三氯化铝 1.35g，加热到 44～46℃，搅拌 30 分钟。降温到 30℃，加入缩合物 10g。然后缓慢加热，约 30 分钟内升温到 58～60℃，继续反应 4 小时。冷却到 10℃以下，滴加浓盐酸 70ml。滴毕，加热到 70～75℃，水解 2 小时（最后 0.5 小时加入活性炭脱色），趁热过滤，滤液冷至 5℃以下，放置 1 小时。过滤析出的固体，用少量 20% 盐酸（预冷至 5℃以下）8ml 洗涤。然后将固体溶于 12ml 水中，加热到 45℃，滴加 15% NaOH 溶液到 pH = 6.5～7.6。过滤，滤液再用 15% NaOH 调节到 pH = 8.4～9.3，冷却至 5℃以下，放置 1 小时。抽滤，用少量冰水洗涤，干燥，得 DL - 苏阿糖型 - 1 - 对硝基苯基 - 2 - 氨基 - 1，3 - 丙二醇（DL - 氨基物），熔点为 143～145℃。

6. D - (-) - 苏型 - 1 - 对硝基苯基 - 2 - 氨基 - 1，3 丙二醇的合成

（1）拆分

在装有搅拌器、温度计的 250ml 三颈瓶中投入 DL - 氨基物 5.3g，L - 氨基物 2.1g，DL - 氨基物盐酸盐 16.5g 和蒸馏水 78ml。搅拌，水浴加热，保持温度在 61～63℃反应约 20 分钟，使固体全部溶解。然后缓慢自然冷至 45℃，开始析出结晶。再在 70 分钟内缓慢冷却至 29～30℃，迅速抽滤，用热蒸馏水 3ml（70℃）洗涤，抽滤，干燥，得微黄色结晶

（粗 L－氨基物），熔点为 157～159℃。滤液中再加入 DL－氨基物 4.2g，按上法重复操作，得粗 D－氨基物。

（2）精制

在 100ml 烧杯中加入 D－或 L－氨基物 4.5g，1mol/L 稀盐酸 25ml。加热到 30～35℃使之溶解，加活性炭脱色，趁热过滤。滤液用 15% NaOH 溶液调至 pH＝9.3，析出结晶。再在 30～35℃保温 10 分钟，抽滤，用蒸馏水洗至中性，抽滤，干燥，得白色结晶，熔点为 160～162℃。

（3）旋光测定

取本品 2.4g，精密称定，置 100ml 容器中加 1mol/L 盐酸（不需标定）至刻度，按照旋光度测定法测定（2015 年版《中国药典》通则 0621），应为 （＋）/（－）1.36°～（＋）/（－）1.40°。

根据旋光度计算：含量 % ＝（100×α）/（2×2.4×29.5）×100%

其中：α：旋光度

29.5：换算系数

2：管长为 2 分米

2.4：样品的百分浓度（g/100ml）

7. 氯霉素的合成

在装有搅拌器、回流冷凝器、温度计的 100ml 三颈瓶中，加入 D－氨基物 4.5g、甲醇 10ml 和二氯乙酸甲酯 3ml。在 60～65℃搅拌反应 1 小时，随后加入活性炭 0.2g，保温脱色 3 分钟，趁热过滤，向滤液中滴加蒸馏水（每分钟约 1ml 的速度滴加）至有少量结晶析出时停止加水，稍停片刻，继续加入剩余蒸馏水（共 33ml）。冷至室温，放置 30 分钟，抽滤，滤饼用 4ml 蒸馏水洗涤，抽滤，105℃干燥，即得氯霉素，熔点为 149.5～153℃。

五、注意事项

1. 对硝基－α－溴代苯乙酮的合成

①冷凝管口上端装有气体吸收装置，吸收反应中生成的溴化氢，如图 3－1 所示。图中（a）可作为少量气体的吸收装置，漏斗略微倾斜，一半在水中，一半露在水面。这样既能防止气体逸出，又可防止水被倒吸至反应瓶中。图中（b）的玻璃管略微离水面，以防倒吸。有时为了使氯化氢气体吸收完全，可在水中加些 NaOH。若反应过程有大量气体生成或气体逸出很快时，可使用图中（c）装置，水（可用冷凝管流出的水）自上端流入抽滤瓶中，在侧管处逸出，粗的玻璃管恰好插入水面，被水封住，以防止气体逸出。

②所用仪器应干燥，试剂需做无水处理。少量水分将使诱导期延长，较多水分甚至导致反应不能发生。

③若滴加溴素后较长时间不反应，可适当提高温度，但不能超过 50℃，当反应开始后要立即降低到规定温度。

④滴加溴素的速度不宜太快，滴加太快及反应温度过高，不仅使溴素积聚易逸出，而

且还导致二溴化合物的生成。

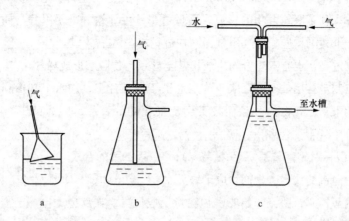

图3-1 有害气体吸收装置

2. 对硝基-α-溴化苯乙酮盐酸盐的合成

①此反应需无水条件，所用仪器及原料需经干燥，若有水分带入，易导致产物分解生成胶状物。

②对硝基-α-溴代苯乙酮六亚甲基四胺盐在空气中及干燥时极易分解，因此制成的复盐应立即进行下步反应，不宜超过12小时。

③反应终点测定：取反应液适量，过滤（若未反应完，滤液中有对硝基-α-溴代苯乙酮），往1份滤液中加入2份六次甲基四胺（乌托品）三氯甲烷饱和溶液，混合加热至50℃，再降至常温，放置3~5分钟。若溶液呈透明状，表示到终点；若溶液浑浊，则未到终点，应适当补加乌托品。

④加入精盐在于减少氨基酮盐酸盐的溶解度。

⑤成盐物水解要保持足够的酸度，所以盐酸摩尔比应在3以上。用量不足不仅导致生成醛等副反应，而且对硝基-α-氨基苯乙酮游离碱本身不稳定，可发生双缩合反应，然后在空气中氧化成紫红色吡嗪化合物。为此，为保持水解液由足够酸度，应先加盐酸后加乙醇，以避免生成醛等副反应。

⑥温度过高也易发生副反应，增加醛等副产物的生成。

3. 对硝基-α-乙酰氨基苯乙酮的合成

①该反应需在酸性条件下（pH = 3.4 ~ 4.5）进行，因此必须先加醋酐后加醋酸钠溶液，不能颠倒。

②反应终点测定。取少量反应液，过滤，往滤液中加入碳酸氢钠溶液中和至碱性，在40℃左右加热后放置15分钟，滤液澄清不显红色示终点到达，若滤液显红色或浑浊，应适当补加乙酸酐和乙酸钠溶液，继续反应。

③乙酰化物遇光易变成红色，应避光保存。

4. 对硝基-α-乙酰氨基-β-羟基苯丙酮的合成

①本反应碱性催化的pH不宜太高，pH为7.2 ~ 7.5较适宜。pH过低，反应不易进行，

pH 大于 7.8 时有可能与二分子甲醛形成双缩合物。甲醛的用量对反应也有一定影响，如甲醛过量太多，亦有利于双缩合物的形成；用量过少，可导致一分子甲醛与两分子乙酰化物缩合。为了减少上述副反应，甲醛用量控制在过量 40% 左右为宜。

②反应温度过高，也有双缩合物生成，甚至导致产物脱水形成烯烃。

③反应终点测定：用玻璃棒蘸取少许反应液于载玻片上，加水 1 滴稀释后置显微镜下观察，如仅有羟甲基化合物的方晶而找不到乙酰化物的针晶，即为反应终点（约需 3 小时）。

5. DL－苏型－对硝基苯基－2－氨基－1，3－丙二醇的合成

①合成异丙醇铝的仪器、试剂均应干燥无水。

②合成异丙醇铝时，回流开始要密切注意反应情况，如反应太剧烈，需撤去油浴，必要时采取适当降温措施。

③如果无水异丙醇、无水三氯化铝质量好，铝片剪得较细，反应很快进行，约需 1~2 小时，即可完成。

④滴加浓盐酸时温度迅速上升，注意控制反应温度不超过 50℃。滴加浓盐酸的目的是促使乙酰化物水解，脱乙酰基，生成 DL－氨基物盐酸盐，反应液中盐酸浓度大致在 20% 以上，此时氢氧化铝形成了可溶性的 $AlCl_3$－HCl 复合物，而 DL－氨基物盐酸盐在 50℃ 以上溶解度较小，过滤除去铝盐。

⑤用 20% 盐酸洗涤的目的是除去附着在沉淀上的铝盐。

⑥用 15% 氢氧化钠溶液调节反应液到 pH 为 6.5~7.6，可以使残留的铝盐转变成氢氧化铝絮状沉淀除去。

⑦还原后所得产物除 DL－苏型异构体外，尚有少量的 DL－赤型异构体存在。由于后者的碱性较前者强，且含量少，在 pH 为 8.4~9.3 时，DL－苏型异构体游离析出而 DL－赤型异构体仍留在母液中而分离。

6. D－（－）－苏型－1－对硝基苯基－2－氨基－1，3 丙二醇的合成

①DL－氨基物盐酸盐的合成：在 250ml 的烧瓶中放置 DL－氨基物 30g，搅拌下加入 20% 盐酸 39ml（浓盐酸 22ml，水 17ml）。加毕，置水浴中加热完全溶解，放置自然冷却，当有固体析出时不断缓慢搅拌，以免结块。最后冷至 5℃，1 小时后过滤，滤饼用 95% 乙醇洗涤，干燥，即得 DL－氨基物盐酸盐。

②固体必须全部溶解，否则结晶提前析出。

③严格控制降温速度，仔细观察初析点和全析点，正常情况下初析点为 45~47℃。

7. 氯霉素的合成

①反应必须在无水条件下进行。有水存在时，二氯乙酸甲酯水解成二氯乙酸，与氨基物成盐，影响反应进行。

②二氯乙酰化除用二氯乙酸甲酯作为酰化剂外，二氯乙酸酐、二氯乙酸胺、二氯乙酸氯均可作为酰化剂，但用二氯乙酸甲酯的成本低，酯化收率高。

③二氯乙酸甲酯的质量直接影响产品的质量，如有一氯或三氯乙酸甲酯存在，同样能

与氨基物发生酰化反应，形成的副产物带入产品，致使熔点偏低。

④二氯乙酸甲酯的用量略多于理论量，以弥补因少量水分水解的损失，保证反应安全。

六、思考题

1. 溴化反应开始时有一段诱导期，使用溴化反应机制说明原因？操作上如何缩短诱导期？

2. 乙酰化反应为什么要先加醋酐后加醋酸钠溶液，次序不能颠倒？

3. 对硝基 – α – 溴代苯乙酮与六亚甲基四胺生成的复盐性质如何？

4. 本实验中德尔宾反应水解时为什么一定要先加盐酸后加乙醇，如果次序颠倒，结果会怎样？

5. 试解释异丙醇铝 – 异丙醇还原 DL – 对硝基 – α – 乙酰胺基 – β – 羟基苯丙酮主要生成 DL – 苏阿糖型氨基物的理由。

6. 羟甲基化反应为何选用 $NaHCO_3$ 作为碱催化剂？能否用 $NaOH$，为什么？

7. 二氯乙酰化反应除用二氯乙酸甲酯外，还可用哪些试剂，生产上为何采用二氯乙酸甲酯？

七、实验报告内容

写出实验目的、原理，记录实验过程、现象及结果，并进行分析与讨论。

八、实验评分标准

测试项目	评分细则	分数
实验准备	1. 实验预习 2. 实验仪器准备、玻璃仪器洗涤	10 10
实验操作	1. 药品、试剂取用准确、规范 2. 药物合成操作规范性 3. 仪器使用规范性 4. 准确、及时记录实验现象 5. 注意操作安全、规范	10 10 10 10 10
清场、整理	1. 使器皿、用具恢复初始状态 2. 清洁器具、整理台面	5 5
结果与分析	实验现象及原理分析符合要求	10
实训报告	格式符合要求、条理清晰、结论正确	10

实验十　普鲁卡因的合成及杂质检查

一、目的要求

1. 通过局部麻醉药盐酸普鲁卡因的合成，学习酯化、还原等单元反应。
2. 掌握利用水和二甲苯共沸脱水的原理进行羧酸的酯化操作。
3. 掌握水溶性大的盐类用盐析法进行分离及精制的方法。

二、实验原理

盐酸普鲁卡因为局部麻醉药，作用强，毒性低。临床上主要用于浸润、脊椎及传导麻醉。盐酸普鲁卡因化学名为对氨基苯甲酸2－二乙胺基乙酯盐酸盐，化学结构式如下。

$$H_2N-\!\!\!\bigcirc\!\!\!-COOCH_2CH_2N(C_2H_5)_2\cdot HCl$$

　　它是由普鲁卡因与盐酸作用生成。普鲁卡因的合成路线很多，本实验采用一步酯化法，即由对－硝基苯甲酸与二乙氨基乙醇进行酯化反应，生成对－硝基苯甲酸二乙胺基乙酯（俗称硝基卡因），再经还原得普鲁卡因。由于酯化反应是可逆反应，所以利用共沸原理，使沸点较高的二甲苯带走酯化反应中生成的水，酯化这一可逆反应平衡不断被打破，使反应向生成物方向移动，达到提高产品收率的目的。此法原料价廉易得，反应步骤少，路线短、收率高。产品用水法提取，经济方便，目前，工业上主要采用此法。

　　合成路线如下。

$$O_2N-\!\!\!\bigcirc\!\!\!-COOH \xrightarrow[\text{二甲苯}]{HOCH_2CH_2N(C_2H_5)_2} O_2N-\!\!\!\bigcirc\!\!\!-COOCH_2CH_2N(C_2H_5)_2$$

$$\xrightarrow{Fe,HCl} H_2N-\!\!\!\bigcirc\!\!\!-COOCH_2CH_2N(C_2H_5)_2\cdot HCl \xrightarrow{20\%NaOH}$$

$$H_2N-\!\!\!\bigcirc\!\!\!-COOCH_2CH_2N(C_2H_5)_2 \xrightarrow{\text{浓盐酸}} H_2N-\!\!\!\bigcirc\!\!\!-COOCH_2CH_2N(C_2H_5)_2\cdot HCl$$

　　本品为白色结晶或结晶性粉末，味微苦，熔点为154～157℃。易溶于水，略溶于乙醇，微溶于三氯甲烷。由于分子中含有酯键和芳香伯胺基，所以易水解和氧化。盐酸普鲁卡因溶液不稳定，易水解，在一定温度下，水解速度随氢氧根离子增加而加快，反应如下。

$$H_2N-\!\!\!\bigcirc\!\!\!-COOCH_2CH_2N(C_2H_5)_2\cdot HCl \xrightarrow{\text{浓盐酸}} H_2N-\!\!\!\bigcirc\!\!\!-COONa+HO(CH_2)_2N(CH_3)_2+NaCl$$

三、实验器材

1. 原料 对硝基苯甲酸对照品、对硝基苯甲酸。

2. 试剂 二甲苯、二乙胺基乙醇、铁粉、盐酸、氯化钠、保险粉、亚硫酸氢钠、β－萘酚试液、硝酸、氢氧化钠、硝酸银、苯、冰醋酸、丙酮、甲醇、蒸馏水。

3. 仪器 圆底烧瓶、温度计、球形冷凝管、分水器、玻璃棒、抽滤瓶、布氏漏斗、量筒、表面皿、烧杯、水浴加热装置、烘箱等。

四、实验方法

1. 酯化反应——对硝基苯甲酸二乙胺基乙酯（俗称硝基卡因）的合成

在装有搅拌器、分水器、温度计、回流冷凝管的 500ml 三颈瓶中投入对硝基苯甲酸 32g、二甲苯 190ml，开动搅拌，加入二乙胺基乙醇 19g。用油浴缓慢加热，约 30 分钟升至 140～146℃（外温约 162～167℃），出现回流，继续搅拌反应，回流带水 3 小时。停止反应，稍凉，把产物液转入锥形瓶中，冷却，析出固体物。

将锥形瓶中产物液的上层清液转移至 250ml 带克氏蒸馏头的烧瓶中，加热，用水泵减压蒸出二甲苯，残液与锥形瓶中的固体合并，加入 210ml 3% 的盐酸溶液，搅拌溶解，使未反应的对硝基苯甲酸析出，抽滤。滤液用 20% 的 NaOH 溶液调至 pH = 4.0～4.2，待还原用。

2. 还原反应——对氨基苯甲酸二乙胺基乙酯（普鲁卡因）的合成

在装有搅拌器、温度计的 500ml 三颈瓶中加入上述所制得的硝基卡因盐酸溶液，在搅拌下于 25℃ 分次加入活化铁粉，加入铁粉后，反应温度自动上升。保持在 40～45℃ 反应 2 小时，反应物的颜色由绿色逐渐变成棕色，最终变成黑色。若颜色不能变为棕黑色，则反应不完全，需适量补加铁粉，继续反应一段时间。

还原反应结束，抽滤，滤渣用少量水洗两次。洗液与滤液合并，测 pH 值，并用稀盐酸酸化至 pH = 5.0。再用饱和的硫化钠溶液调 pH = 7.8～8.0，析出硫化铁沉淀，以除去反应物中的铁盐，抽滤，滤渣用少量水洗涤，洗液与滤液合并，用稀盐酸酸化至 pH = 6.0。再加少量活性炭于 50～60℃ 保温 10 分钟，抽滤，滤渣用少量水洗一次，洗液与滤液合并，冷却至 10℃ 以下，用 20% 氢氧化钠（或饱和碳酸钠溶液）碱化至普鲁卡因完全析出为止（此时 pH = 9.5～10），过滤，抽滤，滤饼供成盐用。

3. 成盐与精制——盐酸普鲁卡因的合成

将上步制得的普鲁卡因（盐基）置于干燥的小烧杯中，外用冰水浴冷却，慢慢滴加浓盐酸到 pH = 5.5，加热至 50℃，加精制氯化钠到饱和，升温到 60℃，加适量的保险粉（约为滤饼重的 1%），继续升温至 65～70℃，趁热抽滤，滤液冷却结晶，继续冷却至 10℃ 以下，抽滤，得盐酸普鲁卡因粗品。

将粗品置于干燥的小烧杯中，滴加蒸馏水，维持内温 70℃，恰好溶解为止。加入适量保险粉，于 70℃ 保温 10 分钟，趁热过滤。滤液自然冷却，当有结晶析出时，可用冰水浴冷却，使结晶完全析出，抽滤。滤饼用少量冷乙醇洗涤两次，抽滤。在红外灯下干燥得成品。称量，测熔点：153～156℃。

计算各步收率及产品总收率。

4. 盐酸普鲁卡因中对氨基苯甲酸的杂质检查

精密称取上述产品，加乙醇稀释配成每 1ml 中含盐酸普鲁卡因 2.5mg 的溶液，作为供试品溶液。另取对氨基苯甲酸对照品，加乙醇制成每 1ml 中含 30μg 的溶液，作为对照品溶液。吸取上述两种溶液各 10μl，分别点样于同一薄层板上，用苯－冰醋酸－丙酮－甲醇（14:1:1:14）为展开剂，展开后，取出，晾干，用对二甲氨基苯甲醛溶液（2% 对二甲氨基苯甲醛乙醇溶液 100ml，加入冰醋酸 5ml 制成）喷雾显色。供试品溶液如显示与对照品相应的杂质斑点，其颜色与对照品溶液的主斑点颜色比较，不得更深。

五、注意事项

1. 采用共沸带水的酯化反应装置。需要注意的是，分水器与三颈瓶连接处最好用石棉绳或棉花保温，以防止水－二甲苯共沸物蒸气在未进入回流冷凝器之前冷却。

2. 酯化反应的时间生产上一般规定 19 小时。由于考虑教学实验的安排，在改进分水器的条件下，将时间缩短为 3 小时，也能达到实验室要求，如再延长时间，收率尚可提高。

3. 生产上酯化反应完成后，立即减压蒸去二甲苯再出料。在实验室条件下，如用油泵直接减压，则有溶剂易损耗、易堵塞等缺点。因此，改为先放冷使硝基卡因析出后，再以水泵减压蒸除溶剂，蒸出的二甲苯可以套用。

4. 未反应的对硝基苯甲酸必须除尽，否则影响产品质量。回收的对硝基苯甲酸经处理后可套用。

5. 该反应为放热反应，铁粉需分次加入，以免反应过于激烈。加入铁粉后温度上升，注意控制温度不得超过 70℃，避免反应物分解。当反应剧烈时，最好用水浴稍冷一下，但温度降的很低，影响反应正常进行。

6. 在除去铁离子时，溶液中有过量的硫化钠存在，加酸后形成胶体硫析出，加活性炭可以将其滤除。

7. 粗品要尽量多抽滤一段时间后，再放入干燥器中，以免氧化变色。

8. 因盐酸普鲁卡因在水中溶解度很大，所以必须严格控制用水量。尤其小量合成时，更应避免仪器中的水分带入。

9. 因普鲁卡因结构中有两个碱性中心，成盐时必须严格控制 pH = 5.5（用精密 pH 试纸），使成盐完全，并防止芳胺基成盐。

六、思考题

1. 叙述共沸脱水的原理，并说明工业生产中，共沸脱水技术都应用在哪些方面？有什么优点？

2. 一般情况下，在多步合成反应中，从原料考虑，先用较便宜的试剂，后用较贵重的试剂。本实验中，二乙胺基乙醇是较贵的试剂，而为什么先酯化后还原呢？

3. 在硝基卡因的提取过程中，用盐酸酸化的目的是什么？得到的硝基卡因盐酸溶液，为什么还要用氢氧化钠中和至 pH = 4.0 ~ 4.2？

4. 为什么此还原反应在 40 ~ 50℃，pH = 4.0 ~ 4.2 下进行？分析还原过滤后滤液的成分，说明为什么用硫化钠除去铁盐？

5. 叙述盐析法提取盐酸普鲁卡因的原理及优点，并说明盐析法在分离与提纯药品方面的应用。

6. 如果产品收率低，可能由哪些原因引起，如何避免？

7. 如果产品熔点范围较宽，说明什么问题，如何改进？

七、实验报告内容

写出实验目的、原理，记录实验过程、现象及结果，并进行分析与讨论。

八、实验评分标准

测试项目	评分细则	分数
实验准备	1. 实验预习 2. 实验仪器准备、玻璃仪器洗涤	10 10
实验操作	1. 药品、试剂取用准确、规范 2. 药物合成操作规范性 3. 仪器使用规范性 4. 准确、及时记录实验现象 5. 注意操作安全、规范	10 10 10 10 10
清场、整理	1. 使器皿、用具恢复初始状态 2. 清洁器具、整理台面	5 5
结果与分析	实验现象及原理分析符合要求	10
实训报告	格式符合要求、条理清晰、结论正确	10

第四部分
综合性实验

>>>

实验一　药物在输液中的稳定性及药物的配伍变化实验

一、实验目的

1. 熟悉一些常见药物相互配伍或与输液配伍时的化学反应，学会分析配伍变化原因，并找到相应的防范措施。

2. 进一步树立安全用药意识。

二、实验原理

注射给药为临床常用给药途径，约占用药总量的50%，其中又以静滴给药最为常用。临床上经常出现联合注射给药，选择适宜的溶剂、药物合并后的相互作用和配伍禁忌都是临床使用中应注意的。从化学角度看，有的药物合用后会发生相互作用，出现浑浊、沉淀、变色及活性降低、毒性增大。

人体血液有一定的渗透压，血细胞才能保持一定的形状。如果血液的渗透压太高，血细胞内液外流，细胞变扁；如果渗透压太低，会使细胞内吸水膨胀，超过一定限度，就会破裂造成溶血现象，因此，输液的液体应该与血液的渗透压相当或略高。0.9%氯化钠溶液和5%的葡萄糖为等渗液，最适合作为药物的溶剂。但它们还有其各自的特点。

1. 氯化钠溶液为中性溶液，pH＝7，酸性或碱性环境下不稳定的药物，如青霉素类和头孢菌素类，最适合选择。

2. 葡萄糖的化学结构含有多个羟基，具有弱酸性，葡萄糖液的pH为3.2～5.5，适合作为大部分药品的溶剂，但青霉素类、头孢菌素类、氨茶碱以及其他生物碱药物，会被破坏或中和而失效。

3. 葡萄糖氯化钠也是等渗溶液，内含有5%葡萄糖和0.9%的氯化钠，pH为3.5～5.5，也属于偏酸性的液体。它是复方成分，有热量又有电解质，更适合需要补充电解质的患者使用。

临床中常用的药物很多为强碱弱酸盐，易发生水解反应产生沉淀而失效。如：苯巴比妥钠、青霉素钠、苯妥英钠、磺胺嘧啶钠等。

有些药物结构中含有易氧化官能团，如：盐酸肾上腺素的酚羟基，盐酸氯丙嗪的吩噻嗪环，维生素C的连烯二醇等，在酸性溶液中稳定，遇到碱性药物或含重金属离子药物时易被氧化变色。

头孢曲松钠与钙剂配伍时易产生沉淀，对人体有毒副作用；四环素类遇金属离子如钙剂、铁剂时会生成配位化合物，影响钙剂、铁剂的吸收。因此，这些药物禁止与含有金属离子的制剂配伍使用。

三、实验器材

1. 药品 注射用苯巴比妥钠、盐酸氯丙嗪注射液、注射用青霉素钠、盐酸肾上腺素注射液、盐酸普鲁卡因注射液、盐酸利多卡因注射液、硫酸阿托品注射液、5%葡萄糖注射液、0.9%氯化钠注射液、磺胺嘧啶钠、维生素C注射液、注射用头孢曲松钠、注射用盐酸四环素、氯化钙注射液、葡萄糖酸钙注射液。

2. 试液 稀盐酸、1mol/L盐酸溶液、1mol/L氢氧化钠溶液。

3. 器材 电子天平、试管、药匙、烧杯、滴管、量杯等。

四、实验步骤

1. 易水解药物配伍变化

（1）注射用苯巴比妥钠

①取本品约100mg，加5%葡萄糖注射液5ml振摇溶解，观察并记录现象。

②取本品约100mg，加0.9%氯化钠注射液5ml振摇溶解，将上述溶液分为两份：一份中加入稀盐酸溶液2ml，摇匀；另一份中加入盐酸普鲁卡因注射液2ml，摇匀；分别于10、20、30、60分钟后观察并记录现象。

（2）注射用青霉素钠

①取本品约100mg，加5%葡萄糖注射液5ml振摇溶解，观察并记录现象。

②取本品约100mg，加0.9%氯化钠注射液5ml振摇溶解，将上述溶液分为两份：一份中加入稀盐酸溶液2ml，摇匀；另一份中加入盐酸普鲁卡因注射液2ml，摇匀；分别于10、20、30、60分钟后观察并记录现象。

（3）硫酸阿托品注射液

①取本品2ml置于一支洁净的试管中，加入5%葡萄糖注射液2ml，摇匀，将上述溶液分成两份：一份中加入1mol/L的盐酸溶液1ml，摇匀；另一份中加入磺胺嘧啶钠约50mg，摇匀；分别于10、20、30、60分钟后观察并记录现象。

②取本品2ml置于一支洁净的试管中，加入0.9%氯化钠注射液2ml，摇匀，将上述溶液分成两份：一份中加入1mol/L的盐酸溶液1ml，摇匀；另一份中加入磺胺嘧啶钠约50mg，摇匀；分别于10、20、30、60分钟后观察并记录现象。

（4）盐酸利多卡因注射液

①取本品2ml置于一支洁净的试管中，加入5%葡萄糖注射液2ml，摇匀，将上述溶液分成两份：一份中加入1mol/L的盐酸溶液1ml，摇匀；另一份中加入磺胺嘧啶钠约50mg，摇匀；分别于10、20、30、60分钟后观察并记录现象。

②取本品2ml置于一支洁净的试管中，加入0.9%氯化钠注射液2ml，摇匀，将上述溶液分成两份：一份中加入1mol/L的盐酸溶液1ml，摇匀；另一份中加入磺胺嘧啶钠约50mg，摇匀；分别于10、20、30、60分钟后观察并记录现象。

2. 易氧化药物配伍变化

（1）维生素 C 注射液

①取本品 2ml 置于一支洁净的试管中，加入 5% 葡萄糖注射液 2ml，摇匀，观察是否稳定。将上述溶液分成两份：一份中加入 1mol/L 的氢氧化钠溶液 1ml，摇匀；另一份中加入苯巴比妥钠 50mg，摇匀；分别于 10、20、30、60 分钟后观察并记录现象。

②取本品 2ml 置于一支洁净的试管中，加入 0.9% 氯化钠注射液 2ml，摇匀，观察是否稳定。将上述溶液分成两份：一份中加入 1mol/L 的氢氧化钠溶液 1ml，摇匀；另一份中加入苯巴比妥钠约 50mg，摇匀；分别于 10、20、30、60 分钟后观察并记录现象。

（2）盐酸氯丙嗪注射液

①取本品 2ml 置于一支洁净的试管中，加入 5% 葡萄糖注射液 2ml，摇匀，观察是否稳定。将上述溶液分成两份：一份中加入 1mol/L 的氢氧化钠溶液 1ml，摇匀，10 分钟后观察并记录现象；另一份中加入苯巴比妥钠 50mg，摇匀；分别于 10、20、30、60 分钟后观察并记录现象。

②取本品 2ml 置于一支洁净的试管中，加入 0.9% 氯化钠注射液 2ml，摇匀，观察是否稳定。将上述溶液分成两份：一份中加入 1mol/L 的氢氧化钠溶液 1ml，摇匀，10 分钟后观察并记录现象；另一份中加入苯巴比妥钠约 50mg，摇匀；分别于 10、20、30、60 分钟后观察并记录现象。

3. 其他配伍变化

（1）注射用头孢曲松钠

①取本品约 100mg，加 5% 葡萄糖注射液 5ml 振摇溶解，观察是否稳定。将上述溶液分成两份：一份中加入氯化钙注射液 2ml，振摇；另一份中加入葡萄糖酸钙注射液 2ml，振摇；分别于 10、20、30、60 分钟后观察并记录现象。

②取本品约 100mg，加 0.9% 氯化钠注射液 5ml 振摇溶解，观察是否稳定。将上述溶液分成两份：一份中加入氯化钙注射液 2ml，振摇；另一份中加入葡萄糖酸钙注射液 2ml，振摇；分别于 10、20、30、60 分钟后观察并记录现象。

（2）注射用盐酸四环素

①取本品 100mg 置于一支洁净的试管中，加入 5% 葡萄糖注射液 2ml，振摇溶解，观察是否稳定。将上述溶液分成两份：一份中加入氯化钙注射液 2ml，摇匀；另一份中加入葡萄糖酸钙注射液 2ml，摇匀；分别于 10、20、30、60 分钟后观察并记录现象。

②取本品 100mg 置于一支洁净的试管中，加入 0.9% 氯化钠注射液 2ml，振摇溶解，观察是否稳定。将上述溶液分成两份：一份中加入氯化钙注射液 2ml，摇匀；另一份中加入葡萄糖酸钙注射液 2ml，摇匀；分别于 10、20、30、60 分钟后观察并记录现象。

五、注意事项

1. 易氧化药物配伍变化实验中，可以通过与原液对照，有助于观察氧化后的颜色变化。

2. 有青霉素过敏史的同学应注意。

3. 在实训过程中同学们一定要仔细观察每一步实验现象，并通过认真仔细的纵向或横向对比，发现问题，分析问题，解决问题。

六、思考题

1. 强酸弱碱盐、强碱弱酸盐分别与哪类药物配伍时易生成沉淀？请举例说明。同时为防止沉淀的生成我们在配伍使用时应注意采取什么措施？

2. 影响药物氧化变质的外界因素有哪些？我们在使用这些药物时应注意哪些方面？

3. 影响药物水解变质的外界因素有哪些？我们在使用这些药物时应注意哪些方面？

4. 作为药师，在临床遇到药物配伍变化时我们应该如何处置？

七、实验报告内容

写出实验目的、原理，记录实验过程、现象及结果，并进行分析与讨论。

八、实验评分标准

测试项目	评分细则	分数
实验准备	1. 实验预习 2. 实验仪器准备、玻璃仪器洗涤	10 10
实验操作	1. 药品、试剂取用准确、规范 2. 按规程操作 3. 准确、及时记录实验现象 4. 注意操作安全、规范	15 15 10 10
清场、整理	1. 使器皿、用具恢复初始状态 2. 清洁器具、整理台面	5 5
结果与分析	实验现象及原理分析符合要求	10
实训报告	格式符合要求、条理清晰、结论正确	10

实验二　氟哌酸的合成

一、目的要求

1. 通过对氟哌酸合成，对新药研制过程有一基本认识。
2. 通过对氟哌酸合成路线的比较，掌握选择实际生产工艺的几个基本要求。
3. 通过实际操作，掌握各步中间体的质量控制方法。

二、实验原理

氟哌酸的化学名为 1－乙基－6－氟－1，4－二氢－4－氧－7－（1－哌嗪基）－3－喹啉羧酸，化学结构式如下。

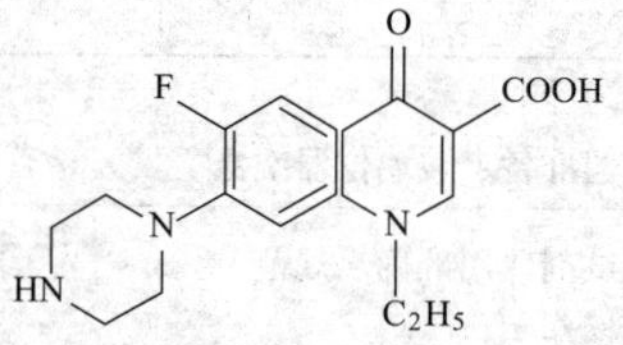

氟哌酸为微黄色针状晶体或结晶性粉末，熔点 216～220℃，易溶于酸及碱，微溶于水。

氟哌酸的合成方法很多，按不同原料及路线划分可有十几种。我国工业生产以路线一为主。近几年来，许多新工艺在氟哌酸生产中获得应用，其中以路线二，即硼鳌合物法收率高，操作简便，单耗低，且质量较好。

合成路线如下。

路线一：

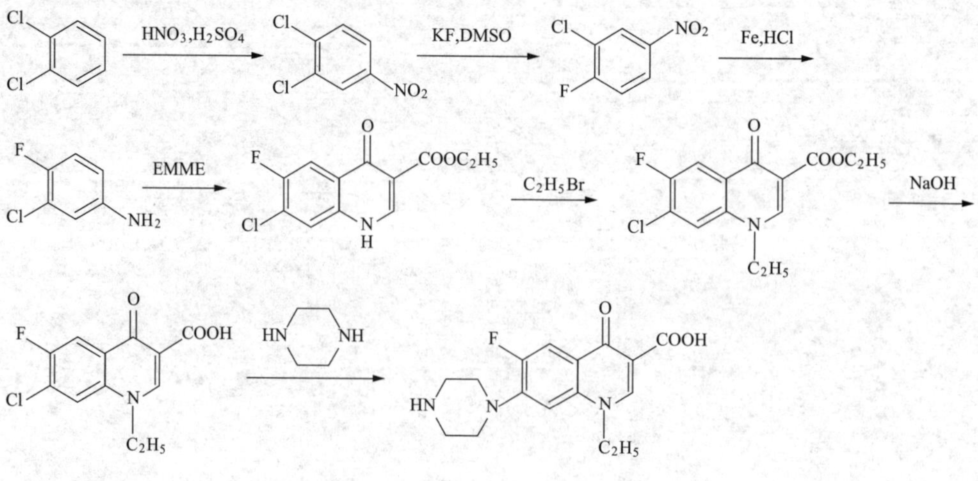

路线二：

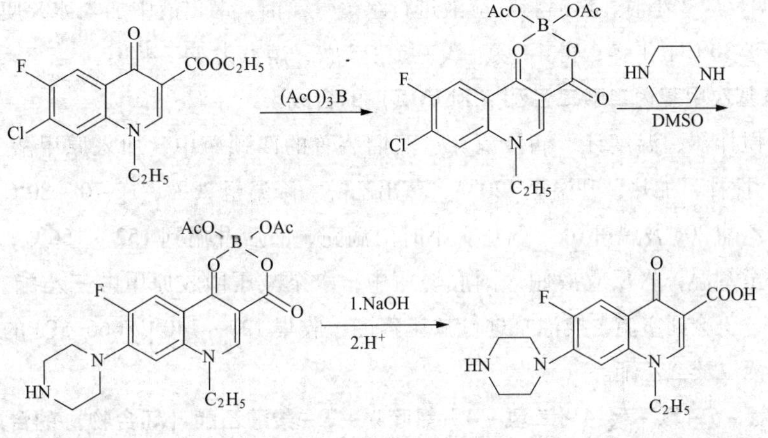

三、实验器材

1. 原料 邻二氯苯。

2. 试剂 3，4-二氯硝基苯、无水二甲亚砜、无水氟化钾、硝酸、醋酐、硫酸、盐酸、铁粉、氯化钠、原甲酸三乙酯、ZnCl₂、EMME、乙醇、无水碳酸钾、溴乙烷、DMF、氢氧化钠、无水哌嗪、吡啶、氯化锌、硼酸、蒸馏水。

3. 器材 圆底烧瓶、温度计、球形冷凝管、恒压滴液漏斗、玻璃棒、抽滤瓶、布氏漏斗、量筒、表面皿、烧杯、恒温磁力搅拌器、水浴加热装置、烘箱等。

四、实验方法

1. 3,4-二氯硝基苯的合成

在装有搅拌器、回流冷凝器、温度计、滴液漏斗的四颈瓶中，先加入硝酸51g，水浴冷却下，滴加硫酸79g，控制滴加速度，使温度保持在50℃以下。滴加完毕，换滴液漏斗，于40~50℃内滴加邻二氯苯35g，40分钟内滴完，升温至60℃，反应2小时，静置分层，取上层油状液体倾入5倍量水中，搅拌，固化，放置30分钟，过滤，水洗至pH 6~7，真空干燥，称重，计算收率。

2. 4-氟-3-氯-硝基苯的合成

在装有搅拌器、回流冷凝器、温度计、氯化钙干燥管的四颈瓶中，加入3，4-二氯硝基苯40g、无水二甲亚砜73g、无水氟化钾23g，升温到回流温度194~198℃，在此温度下快速搅拌1~1.5小时，冷却至50℃左右，加入75ml水，充分搅拌，倒入分液漏斗中，静置分层，分出下层油状物。安装水蒸气蒸馏装置，进行水蒸气蒸馏，得淡黄色固体，过滤，水洗至中性，真空干燥，得4-氟-3-氯-硝基苯。

3. 4-氟-3-氯-苯胺的合成

在装有搅拌、回流冷凝器、温度计的三颈瓶中投入铁粉51.5g、水173ml、氯化钠4.3g、浓盐酸2ml，搅拌下于100℃活化10分钟，降温至85℃，在快速搅拌下，先加入4-

氟－3－氯－硝基苯15g，温度自然升至95℃，10分钟后再加入4－氟－3－氯－硝基苯15g，于95℃反应2小时，然后将反应液进行水蒸气蒸馏，馏出液中加入冰，使产品固化完全，过滤，于30℃下干燥，得4－氟－3－氯－苯胺，熔点为44～47℃。

4. 乙氧基次甲基丙二酸二乙酯（EMME）的合成

在装有搅拌器、温度计、滴液漏斗、蒸馏装置的四颈瓶中，加入原甲酸三乙酯78g、$ZnCl_2$ 0.1g，搅拌，加热，升温至120℃，蒸出乙醇，降温至70℃，于70～80℃内滴加第二批原甲酸三乙酯20g及醋酐6g，于0.5小时内滴完，然后升温到152～156℃，保温反应2小时。冷却至室温，将反应液倾入圆底烧瓶中，水泵减压回收原甲酸三乙酯（bp. 140℃，70℃/5333Pa）。冷到室温，换油泵进行减压蒸馏，收集120～140℃/666.6Pa的馏分，得乙氧基次甲基丙二酸二乙酯。

5. 7－氯－6－氟－1，4－二氢－4－氧喹啉－3－羧酸乙酯（环合物）的合成

在装有搅拌器、回流冷凝器、温度计的三颈瓶中加入4－氟－3－氯－苯胺15g、EMME 24g，快速搅拌下加热到120℃，于120～130℃反应2小时。放冷至室温，将回流装置改成蒸馏装置，加入石蜡油80ml，加热到260～270℃，有大量乙醇生成，回收乙醇反应30分钟后，冷却到60℃以下，过滤，滤饼分别用甲苯、丙酮洗至灰白色，干燥，测熔点，熔点为297～298℃，计算收率。

6. 1－乙基－7－氯－6－氟－1，4－二氢－4－氧喹啉－3－羧酸乙酯（乙基物）合成

在装有搅拌器、回流冷凝器、温度计、滴液漏斗的250ml四颈瓶中，加入环合物25g、无水碳酸钾30.8g、DMF 125g，搅拌，加热到70℃，于70～80℃下，在40～60分钟内滴加溴乙烷25g。滴加完毕，升温至100～110℃，保温反应6～8小时，反应完毕，减压回收70%～80%的DMF，降温至50℃左右，加入200ml水，析出固体，过滤，水洗，干燥，得粗品，用乙醇重结晶。

7. 1－乙基－7－氯－6－氟－1，4－二氢－4－氧喹啉－3－羧酸（水解物）的合成

在装有搅拌器、冷凝器、温度计的三颈瓶中，加入20g乙基物以及碱液（由氢氧化钠5.5g和蒸馏水75g配成），加热至95～100℃，保温反应10分钟。冷却至50℃，加入水125ml稀释，浓盐酸调pH＝6，冷却至20℃，过滤，水洗，干燥，测熔点（若熔点低于270℃，需进行重结晶），计算收率。

8. 氟哌酸的合成

在装有搅拌器、回流冷凝器、温度计的150ml三颈瓶中，投入水解物10g、无水哌嗪13g、吡啶65g，回流反应6小时，冷却到10℃，析出固体，抽滤，干燥，称重，测熔点，熔点为215～218℃。

将上述粗品加入100ml水溶解，用冰醋酸调pH＝7，抽滤，得精品，干燥，称重，测熔点，熔点为216～220℃，计算收率和总收率。

9. 硼螯合物的合成

在装有搅拌器、冷凝器、温度计、滴液漏斗的250ml四颈瓶中，加入氯化锌、硼酸3.3g及少量醋酐（醋酐总计用量为17g），搅拌，加热至79℃，反应引发后，停止加热，自动升温至 120℃。滴加剩余醋酐，加完后回流 1 小时，冷却，加入乙基物 10g，回流 2.5 小时，冷却到室温，加水，过滤，少量冰乙醇洗至灰白色，干燥，测熔点，熔点为 275℃（熔融同时分解）。

10. 氟哌酸的合成

在装有搅拌器、回流冷凝器、温度计的三颈瓶中，加入螯合物 10g、无水哌嗪 8g、二甲亚砜（DMSO）30 g，于 110℃反应 3 小时，冷却至 90℃，加入 10% NaOH 20ml，回流 2 小时，冷至室温，加 50ml 水稀释，用乙酸调 pH – 7.2，过滤，水洗，得粗品。在 250ml 烧杯中加入粗品及 100ml 水，加热溶解后，冷却，用乙酸调 pH = 7，析出固体，抽滤，水洗，干燥，得氟哌酸，测熔点，熔点为 216～220℃。

五、注意事项

1. 3，4 – 二氯硝基苯的合成

①本反应是用混酸硝化。硫酸可以防止副反应的进行，并可以增加被硝化物的溶解度；硝酸生成 NO_2^+，是硝化剂。

②此硝化反应需达到 40℃才能反应，低于此温度，滴加混酸会导致大量混酸聚集，一旦反应引发，聚集的混酸会使反应温度急剧升高，生成许多副产物，因此滴加混酸时应调节滴加速度，控制反应温度在 40～50℃。

③上述方法所得的产品纯度已经足够用于下步反应，如要得到较纯的产品，可以采用水蒸气蒸馏或减压蒸馏的方法。

④ 3，4 – 二氯硝基苯的熔点为 39～41℃，不能用红外灯或烘箱干燥。

2. 4 – 氟 – 3 – 氯 – 硝基苯的合成

①该步氟化反应为绝对无水反应，所用仪器及药品必须绝对无水，微量水会导致收率大幅下降。

②为保证反应液的无水状态，可在刚回流时蒸出少量二甲亚砜，将反应液中的微量水分带出。

③进行水蒸气蒸馏时，少量冷凝水就已足够，大量冷凝水会导致 4 – 氟 – 3 – 氯 – 硝基苯固化，堵塞冷凝管。

3. 4 – 氟 – 3 – 氯 – 苯胺的合成

①胺的合成通常是在盐酸或醋酸存在下用铁粉还原硝基化合物而制得。该法原料便宜，操作简便，收率稳定，适于工业生产。

②铁粉由于表面上有氧化铁膜，需经活化才能反应，铁粉粗细一般以 60 目为宜。

③由于铁粉密度较大，搅拌速度慢则不能将铁粉搅匀，会在烧瓶下部结块，影响收率，因此该反应应快速搅拌。

④水蒸气蒸馏应控制冷凝水的流速，防止 4 – 氟 – 3 – 氯 – 苯胺固化，堵塞冷凝管。

⑤ 4 – 氟 – 3 – 氯 – 苯胺的熔点低（40～43℃），故应低温干燥。

4. 乙氧基次甲基丙二酸二乙酯（EMME）的合成

①本反应是一缩合反应，ZnCl$_2$是 Lewis 酸，作为催化剂。

②减压蒸馏所需真空度要达 666.6 Pa 以上，才可进行蒸馏操作，真空度小，蒸馏温度高，导致收率下降。

③减压回收原甲酸三乙酯时亦可进行常压蒸馏，收集 140～150℃的沸点馏分。蒸出的原甲酸三乙酯可以套用。

5. 7－氯－6－氟－1，4－二氢－4－氧喹啉－3－羧酸乙酯（环合物）的合成

①本反应为无水反应，所用仪器应干燥，严格按无水反应操作进行，否则会导致 EMME 分解。

②环合反应温度控制在 260～270℃，为避免温度超过 270℃，可在将要达到 270℃时缓慢加热。反应开始后，反应液变黏稠，为避免局部过热，应快速搅拌。

③该环合反应是典型的 Could－Jacobs 反应，考虑苯环上的取代基的定位效应及空间效应，3－位氯的对位远比邻位活泼，但也不能忽略邻位的取代。反应条件控制不当，便会按下列反应形成反环物：

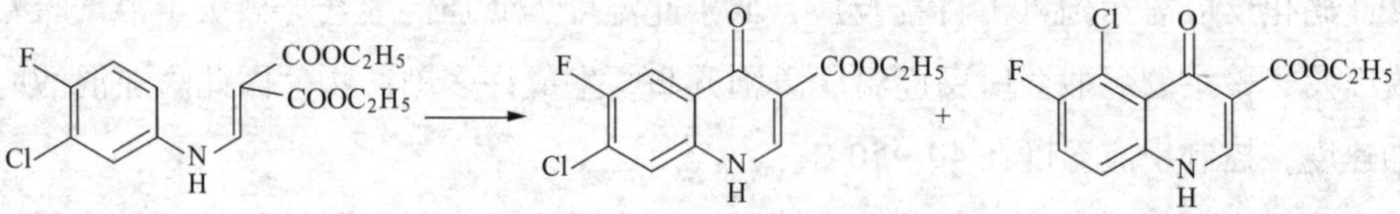

为减少反环物的生成，应注意以下几点：a. 反应温度低，有利于反环物的生成。因此，反应温度应快速达到 260℃，且保持在 260～270℃。b. 加大溶剂用量可以降低反环物的生成。从经济角度来讲，采用溶剂与反应物用量比为 3∶1 时比较合适。c. 用二甲苯或二苯砜为溶剂时，会减少反环物的生成，但价格昂贵。亦可用廉价的工业柴油代替石蜡油。

6. 1－乙基－7－氯－6－氟－1，4－二氢－4－氧喹啉－3－羧酸乙酯（乙基物）合成

①反应中所用 DMF 要预先进行干燥，少量水分对收率有很大影响，所用的碳酸钾必须使用无水碳酸钾。

②溴乙烷沸点低，易挥发，为避免损失，可将滴液漏斗的滴管加长，插到液面以下，同时注意反应装置的密闭性。

③反应液加水是要降至 50℃左右，温度太高导致酯键水解；温度过低会使产物结块，不易处理。

④环合物在溶液中酮式与烯醇式有一平衡，反应后可得到少量乙基化合物，该化合物随主产物一起进入后续反应，使生成 6－氟－1，4－二氢－4－氧代 7－（1－哌嗪基）喹啉（简称脱羧物），成为氟哌酸中的主要杂质。不同的乙基化试剂，O－乙基产物生成量不一样，采用 BrEt 时较低。

⑤滤饼洗涤时要将颗粒碾细，同时用大量水冲洗，否则会有少量 K_2CO_3 残留。

⑥乙醇重结晶操作过程：取粗品，加入 4 倍量的乙醇，加热至沸，溶解。稍冷，加入活性炭，回流 10 分钟，趁热过滤，滤液冷却至 10℃ 结晶析出，过滤，洗涤，干燥，得精品，测熔点（熔点为 144～145℃）。母液中尚有部分产品，可以浓缩一半体积后，冷却，析晶，所得产品亦可用于下步投料。

7. 1 - 乙基 - 7 - 氯 - 6 - 氟 - 1，4 - 二氢 - 4 - 氧喹啉 - 3 - 羧酸（水解物）的合成

①由于反应物不溶于碱，而产品溶于碱，反应完全后，反应液澄清。

②在调 pH 之前应先粗略计算盐酸用量，快到终点时，将盐酸稀释，以防加入过量的酸。

③重结晶的方法：取粗品，加入 5 倍量上步回收的 DMF，加热溶解，加入活性炭，再加热，过滤，除去活性炭，冷却，结晶，过滤，洗涤，干燥，得精品。

8. 氟哌酸的合成

①本反应为氮烃化反应，注意温度与时间对反应的影响。

②反应物的 6 位氟亦可与 7 位氯竞争性地参与反应，会有氯哌酸副产物生成，最多可达25%。

9. 硼螯合物的合成

①硼酸与醋酐反应生成硼酸三乙酰酯，此反应到达 79℃ 临界点时才开始反应，并释放出大量热，温度急剧升高。如果量大，则有冲料的危险，建议采用 250 ml 以上的反应瓶，并缓慢加热。

②由于螯合物在乙醇中有一定溶解度，为避免产品损失，最后洗涤时，可先用冰水洗涤，温度降下来后，再用冰乙醇洗涤。

10. 氟哌酸的合成

①硼螯合物可以利用 4 位羰基氧的 p 电子向硼原子轨道转移的特性，增强诱导效应，激活 7 - Cl，钝化 6 - F，从而选择性地提高哌嗪化收率，能彻底地防止氯哌酸的生成。

②由于氟哌酸溶于碱，如反应液在加入 NaOH 回流后澄清，表示反应已进行完全。

③过滤粗品时，要将滤饼中的乙酸盐洗净，防止带入精制过程，影响产品的质量。

六、思考题

1. 3，4 - 二氯硝基苯的合成

①硝化试剂有许多种，请举出其中几种并说明其各自的特点。

②配制混酸是否能将浓硝酸加到浓硫酸中去？为什么？

③如何检查反应是否已进行完全？

2. 4 - 氟 - 3 - 氯 - 硝基苯的合成

①请指出提高此步反应收率的关键是什么。

②如果延长反应时间会得到什么样的结果？

③水溶液中的二甲亚砜如何回收？

3. 4 - 氟 - 3 - 氯 - 苯胺的合成

①此反应用的铁粉为硅铁粉，含有部分硅，如用纯铁粉效果如何？

②试举出其他还原硝基化合物成胺的还原剂，并简述各自特点。

③对于这步反应如何检测其反应终点？

④反应中为何分步投料？

⑤请设计除水蒸气蒸馏以外其他的处理方法，并简述各自优缺点。

4. 乙氧基次甲基丙二酸二乙酯（EMME）的合成

①减压蒸馏的注意事项有哪些？不按操作规程做的后果是什么？

②本反应所用的 Lewis 酸除 $ZnCl_2$ 外，还有哪些可以替代？

5. 7 - 氯 - 6 - 氟 - 1，4 - 二氢 - 4 - 氧喹啉 - 3 - 羧酸乙酯（环合物）的合成

①请写出 Could - Jacobs 反应历程，并讨论何种反应条件有利于提高反应收率。

②本反应为高温反应，试举出几种高温浴装置，并写出安全注意事项。

6. 1 - 乙基 - 7 - 氯 - 6 - 氟 - 1，4 - 二氢 - 4 - 氧喹啉 - 3 - 羧酸乙酯（乙基物）合成

①对于该反应，请找出其他的乙基化试剂，略述优缺点。

②该反应的副产物是什么？简述减少副产物的方法。

③采用何种方法可使溴乙烷得到充分合理的利用？

④如减压回收 DMF 后不降温，加水稀释，对反应有何影响？

7. 1 - 乙基 - 7 - 氯 - 6 - 氟 - 1，4 - 二氢 - 4 - 氧喹啉 - 3 - 羧酸（水解物）的合成

①水解反应的副产物有几种，带入下一步会有何后果？

②浓盐酸调 pH 值快到 6 时，溶液会有何变化？为什么？

8. 氟哌酸的合成

①本反应中吡啶有哪些作用，并指出本反应的优缺点。

②用水重结晶主要分离什么杂质？设计出几种其他的精制方法，并与本法比较。

③通过本实验编制一份工艺操作规程及工艺流程，并对本工艺路线作一评价。

④做一张本产品的红外光谱及核磁共振氢谱图，并进行解析。

9. 硼鳌合物的合成

①搅拌快慢对该反应有何影响？

②加入乙基物后，反应体系中主要有哪几种物质？

10. 氟哌酸的合成

①试从收率、操作难易、单耗等方面比较两种合成方法。

②从该反应的特点出发，选择几种可以替代 DMSO 的溶剂或溶剂系统。

七、实验报告内容

写出实验目的、原理，记录实验过程、现象及结果，并进行分析与讨论。

八、实验评分标准

测试项目	评分细则	分数
实验准备	1. 实验预习	10
	2. 实验仪器准备、玻璃仪器洗涤	10
实验操作	1. 药品、试剂取用准确、规范	10
	2. 药物合成操作规范性	10
	3. 仪器使用规范性	10
	4. 准确、及时记录实验现象	10
	5. 注意操作安全、规范	10
清场、整理	1. 使器皿、用具恢复初始状态	5
	2. 清洁器具、整理台面	5
结果与分析	实验现象及原理分析符合要求	10
实训报告	格式符合要求、条理清晰、结论正确	10

实验三 苯佐卡因的合成

一、实验目的

1. 通过苯佐卡因的合成，了解药物合成的基本过程。

2. 掌握氧化、还原和酯化反应的原理及基本操作，了解有机合成的基本过程。

3. 学习以对硝基甲苯为原料，经氧化、还原和酯化，制取对氨基苯甲酸乙酯的原理和方法。

二、实验原理

1. 苯佐卡因（Benzocaine）是对氨基苯甲酸乙酯的通用名称，可作为局部麻醉药物。主要用于手术后创伤止痛、溃疡痛、一般性痒等。以苯佐卡因为基础，人们合成了许多优良的对氨基苯甲酸酯类局部麻醉药，如现在还应用于临床的普鲁卡因等。以对硝基甲苯为原料，可以有三种不同的合成路线制苯佐卡因，分述如下。

路线 1：

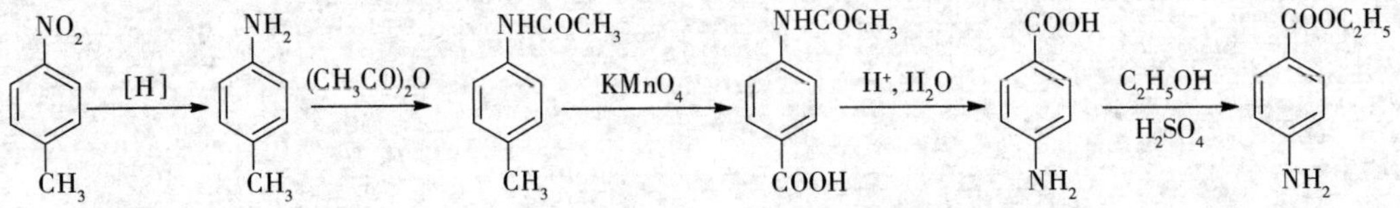

路线 2：

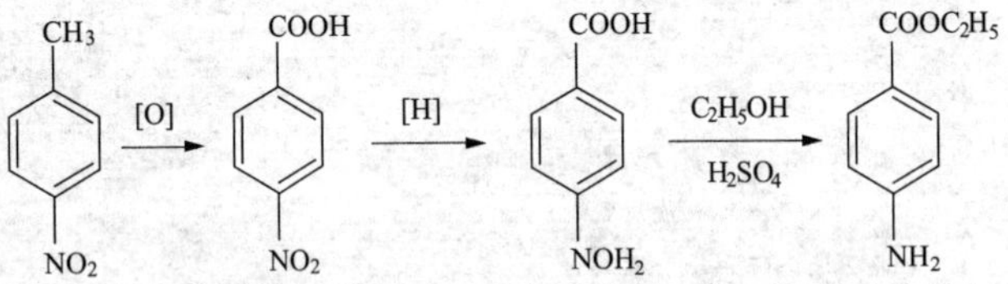

路线 3：

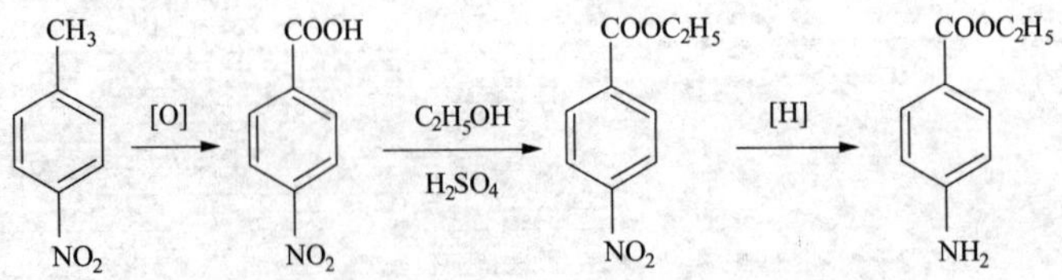

2. 苯佐卡因的合成包含了氧化反应、还原反应和酯化反应，涵盖了大部分合成技术，对学生学习专业设计实验课程起到了非常重要的作用。本文就苯佐卡因的众多合成路线中，选取一条比较适合实验室合成的方法进行探讨。本实验采用路线 2。

三、实验器材

1. 原料 对硝基甲苯。

2. 试剂 重铬酸钠、浓硫酸、氢氧化钠、硫酸、乙醇、锡粉、浓盐酸、浓氨水、冰乙酸、无水乙醇、碳酸钠、乙醇、活性炭、蒸馏水。

3. 器材 圆底烧瓶、温度计、球形冷凝管、恒压滴液漏斗、玻璃棒、抽滤瓶、布氏漏斗、量筒、表面皿、烧杯、电子天平、点样毛细管、恒温磁力搅拌器、三用紫外线分析仪、水浴加热装置、烘箱等。

四、实验步骤

1. 对硝基苯甲酸的合成

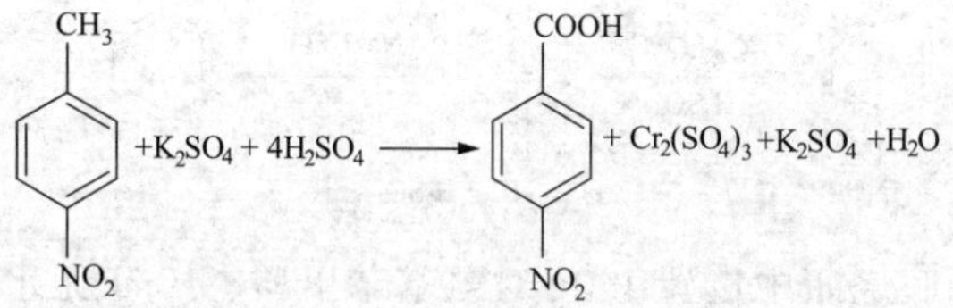

本实验采用磁力加热搅拌装置，向该装置的250ml 三口烧瓶中加入 3.0g 研碎的对硝基甲苯、9.0g 重铬酸钾和11ml 水，磁性转子放入三颈圆底烧瓶内。三颈圆底烧瓶的中间口连接直形冷凝管，两侧口连接150℃的温度计和滴液漏斗。在滴液漏斗中加入15ml 的浓硫酸，开启搅拌器，然后慢慢滴加入烧瓶。随着浓硫酸的加入，氧化反应随之开始，反应温度迅速上升，料液颜色逐渐变深（墨绿色）。注意要严格控制滴加浓硫酸的速度，反应温度始终保持在85℃以下（滴加时间约10～15分钟）。硫酸加完后，稍冷后，打开磁力加热搅拌器的加热开关进行加热，使反应混合物加热回流 0.5 小时。停止加热。冷却后，慢慢加入38ml 冷水，然后关闭搅拌器。将混合物抽滤，压碎粗产物，用 10ml 水分两次洗涤，粗制的对硝基苯甲酸呈深黄色固体。将固体放入 100ml 烧杯中暂存。

为了除去粗产物夹杂的铬盐，向烧杯中加入38ml 5% 氢氧化钠溶液，用加热套加热使粗制品溶解（不超过60℃）。用冰水进行充分冷却后抽滤。在玻璃棒搅拌下将滤液慢慢倒入盛有30ml 15% 硫酸的另一大烧杯中，浅黄色沉淀立即析出。用试纸检验溶液是否呈酸性。呈酸性后抽滤，固体用少量水洗至中性，抽滤后放置晾干，而后称重并计算收率，测熔点，记录数据。必要时再用 50% 乙醇重结晶精制，可得到浅黄色针状晶体。熔点为240～242℃。

2. 对硝基苯甲酸的合成

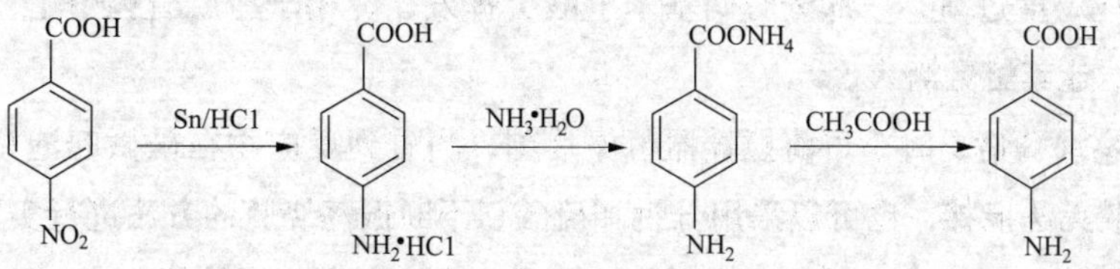

　　在100ml 圆底烧瓶中放置 2.0g 对硝基苯甲酸、4.5g 锡粉和10ml 浓盐酸，装上回流冷凝管，用磁力加热搅拌器进行加热回流，加热至还原反应发生（有气泡产生），移去热源，不断振荡烧瓶，必要时可再微热片刻以保持正常反应。约 10 ~ 15 分钟后，大部分锡粉均已参与反应，反应液呈透明状，稍冷，将反应液倾入烧杯中，慢慢滴加浓氨水，直至溶液对pH 试纸刚好呈碱性（pH = 8 左右）。滤去析出的氢氧化锡沉淀，沉淀用少许水洗涤，合并滤液和洗液（若总体积超过 27ml，在水浴上加热浓缩至 23 ~ 27ml，浓缩过程中若有固体析出，应滤去）。向滤液中小心地滴加冰乙酸，至对蓝色石蕊试纸恰好呈酸性并有白色晶体析出为止。在冷水浴中冷却，滤集产品，在空气中晾干后称重并计算收率，测熔点，记录数据。必要时再用 50% 乙醇重结晶精制。

3. 苯佐卡因的合成

　　在干燥的 250ml 圆底烧瓶中放置 1.0g 对氨基苯甲酸、10ml 无水乙醇、1.3ml 浓硫酸，混匀后投入沸石，水浴加热回流 30 ~ 45 分钟。将反应液趁热倒入装有 43ml 冷水的 250ml 烧杯中，得一透明溶液。在不断搅拌下加入碳酸钠固体粉末至液面有少许白色固体出现时，慢慢加入 10% 碳酸钠溶液，使溶液对 pH 试纸呈中性，滤集沉淀，少量水洗涤，抽滤，空气中晾干。干燥产品后，称重并计算收率，测熔点，记录数据。

　　必要时可用 50% 乙醇重结晶精制（取苯佐卡因粗品，加适量 50% 乙醇，加热溶解。稍冷，加活性炭少许，回流 10 分钟，趁热抽滤。自然冷却，待结晶完全析出后，抽滤，干燥得苯佐卡因）。

四、注意事项

1. 对硝基苯甲酸的合成

（1）本氧化反应十分激烈。采用磁力搅拌和滴加硫酸的方法可使反应较平稳、安全。装置安装完毕后应经教师检查无误后再加料使用。

（2）滴液漏斗在使用前要检查密封性是否完好。

（3）若滴加硫酸时烧瓶内有较多白色烟雾或火花出现，则应迅速减慢或暂停滴加，必要时用冷水浴冷却烧瓶。

（4）反应温度过高，一部分对硝基苯甲酸会挥发，冷结于冷凝管内壁上。此时可适当关小冷凝水，让其熔融滴入。

（5）观察沸腾情况时，可将搅拌器暂停片刻，当看到反应物在微微起泡则可继续搅拌反应。若因故无法搅拌，也可以采用分批加硫酸、不断振荡烧瓶的方法进行实验。

（6）如反应物较黏稠，可将水直接倒入反应烧瓶中，利用搅拌器将反应液分散均匀。

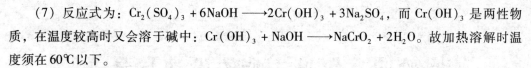

（7）反应式为：$Cr_2(SO_4)_3 + 6NaOH \longrightarrow 2Cr(OH)_3 + 3Na_2SO_4$，而 $Cr(OH)_3$ 是两性物质，在温度较高时又会溶于碱中：$Cr(OH)_3 + NaOH \longrightarrow NaCrO_2 + 2H_2O$。故加热溶解时温度须在 60℃ 以下。

2. 对硝基苯甲酸的合成

（1）锡在还原作用中最终变成二氯化亚锡，溶于水。但加入浓氨水至碱性后，二氯化亚锡变成氢氧化亚锡沉淀可被滤去，而对氨基苯甲酸的盐酸盐仍溶于水中。

（2）产品对氨基苯甲酸为两性物质，故酸化或碱化时都须小心控制酸碱用量（重点），否则严重影响产品与质量。

（3）为使产品少受损失，可采用分步抽滤的方法。即在有产品析出后，先滤集之，再将滤液加酸，如此反复抽滤，至无沉淀析出为止。

3. 苯佐卡因的合成

（1）加浓硫酸时要慢，且不断振荡烧瓶使之在反应液中分散均匀，以防加热后引起碳化。

（2）加碳酸钠粉末时要少量多次，每次加入后必须等反应完全后再可补加，切忌过量。

六、思考题

1. 用重铬酸盐氧化时，除生成对硝基苯甲酸外，可能还有哪些副产物存在，如何分离及充分利用？

2. 试述酯化反应的基本原理，指出做好酯化反应的关键在哪里？在纯化酯化产物时应注意哪些问题？

七、实验报告内容

写出实验目的、原理，记录实验过程、现象及结果，并进行分析与讨论。

八、实验评分标准

测试项目	评分细则	分数
实验准备	1. 实验预习	10
	2. 实验仪器准备、玻璃仪器洗涤	10
实验操作	1. 药品、试剂取用准确、规范	10
	2. 药物合成操作规范性	10
	3. 仪器使用规范性	10
	4. 准确、及时记录实验现象	10
	5. 注意操作安全、规范	10
清场、整理	1. 使器皿、用具恢复初始状态	5
	2. 清洁器具、整理台面	5
结果与分析	实验现象及原理分析符合要求	10
实训报告	格式符合要求、条理清晰、结论正确	10

实验四　氯贝丁酯的设计与合成

一、实验目的

1. 掌握文献资料的查阅、整理，提高使用相关工具书的能力。
2. 提高综合运用有机化学和药物化学的知识，独立进行实验设计。

二、实验要求

1. 查阅有关文献，设计并确定一种可行的合成实验方案。
2. 合成 0.5 ~ 1g 氯贝丁酯，测旋光、红外、氢谱图谱。

三、参考文献

王广洪. 氯贝丁酯的合成工艺研究 ［J］.齐鲁药事,2006,25(5)：298 ~ 299.

四、实验报告内容

写出实验目的、原理，记录实验过程、现象及结果，并进行分析与讨论。

五、实验评分标准

测试项目	评分细则	分数
实验准备	1. 正确设计实验及预习	10
	2. 实验仪器准备、玻璃仪器洗涤	10
实验操作	1. 药品、试剂取用准确、规范	10
	2. 实验设计合理	10
	3. 准确、及时记录实验现象	10
	4. 各种检测仪器使用规范	10
	5. 注意操作安全、规范	10
清场、整理	1. 使器皿、用具恢复初始状态	5
	2. 清洁器具、整理台面	5
结果与分析	实验现象及原理分析符合要求	10
实训报告	格式符合要求、条理清晰、结论正确	10

实验五 未知药物的确认

一、实验目的

1. 复习巩固已实验过的部分典型药物的主要理化性质。
2. 训练学生学会鉴别已知范围内的未知药物的方法和程序。
3. 培养学生分析问题、解决问题和综合应用能力。

二、实验原理

1. 初步实验

（1）性状观察：维生素 B_2 为橙黄色结晶性粉末；对乙酰氨基酚、阿司匹林、磺胺嘧啶、青霉素钠、硫酸链霉素、维生素 C 为白色或类白色结晶性粉末。

（2）溶解性实验：青霉素钠、硫酸链霉素、维生素 C、盐酸普鲁卡因溶于水；对乙酰氨基酚略溶于水；阿司匹林微溶于水；磺胺嘧啶、维生素 B_2 不溶于水。

2. 确证实验

（1）三氯化铁显色反应：对乙酰氨基酚结构中含有酚羟基，与三氯化铁试液作用显蓝紫色；阿司匹林加热水解，生成含有酚羟基的水杨酸，与三氯化铁试液作用显紫堇色。

（2）硝酸银反应：维生素 C 含有连二烯醇结构，具有还原性，和硝酸银试液反应能析出黑色的银沉淀。

（3）重氮化－偶合反应：磺胺嘧啶和盐酸普鲁卡因均含有芳香伯氨基，可在盐酸酸性条件下与亚硝酸钠发生重氮化反应，再与碱性 β－萘酚发生偶合反应，生成有色的偶氮化合物。

（4）铜盐反应：磺胺嘧啶在碱性条件下与硫酸铜试液发生反应，生成黄绿色的磺胺嘧啶铜沉淀。

（5）Na^+ 的火焰反应：青霉素钠含有钠离子，灼烧产生黄色火焰。

（6）硫酸根的鉴别反应：硫酸链霉素含有硫酸根，可与氯化钡试液反应生成白色的硫酸钡沉淀。

三、实验器材

1. 药品 对乙酰氨基酚、阿司匹林、磺胺嘧啶、青霉素钠、硫酸链霉素、维生素 C、维生素 B_2、盐酸普鲁卡因。

2. 试剂 硝酸银试液、氯化钡试液、三氯化铁试液、0.4% 氢氧化钠溶液、硫酸铜试液、0.1mol/L 亚硝酸钠试液、碱性 β－萘酚试液。

3. 仪器 天平、电热恒温水浴锅、试管、药匙、滤纸、量筒、烧杯、漏斗、铂丝、酒精灯、试管夹等。

四、实验步骤

1. 对 8 个未知药品进行编号，将每个药品分成三份，一份初步试验，一份作确证试验，另一份供复查使用。先进行外观观察、溶解性试验、灼烧试验等初步试验，然后再进行确证试验。

2. 观察 9 个未知药品的颜色。

3. 取 9 支试管，分别加入 9 个未知药品 0.1g，加入 1ml 水，观察药物的溶解性；取铂丝，一端弯成钩形，先在酒精灯上烧去杂质，至火焰无色后，铂丝先蘸取盐酸液湿润后，再分别蘸取 9 个未知药品少许，放进火焰中灼烧，观察出现鲜黄色火焰的药品。

通过初步试验，可以定论的药品有：橙黄色结晶性粉末，不溶于水的为维生素 B_2；溶于水，有鲜黄色火焰的为青霉素钠。略溶于、微溶于水或不溶于水的药品还有 3 个，溶于水的药品还有 3 个。

4. 取 3 支试管，分别加入溶于水的 3 个药品约 0.2g，加水 10ml 溶解后，每种药品再分成二等份，加硝酸银试液 0.5ml，产生黑色沉淀的可以定论为维生素 C，另两种药品为硫酸链霉素和盐酸普鲁卡因。将未确定的两种药品试管中加入稀盐酸，加 0.1mol/L 亚硝酸钠试液数滴，再加碱性 β-萘酚试液数滴，生成红色沉淀的为盐酸普鲁卡因；或者加氯化钡试液，生成白色沉淀的为硫酸链霉素。

5. 取 3 支试管，分别加入略溶于、微溶于或不溶于水的三个药品 0.1g，加少许的水后，向三支试管中各滴加三氯化铁试液，显蓝紫色的为对乙酰氨基酚。

剩余 2 支试管，加水 10ml 煮沸，放冷，加三氯化铁试液 1 滴，即显紫堇色的为阿司匹林。

6. 取一支试管，加入尚未确证药物约 0.1g，加水与 0.4% 氢氧化钠溶液各 3ml，振摇使之溶解，滤过，取滤液，加硫酸铜试液 1 滴，生成黄绿色沉淀，放置后变为紫色的为磺胺嘧啶。

五、注意事项

1. 若供试品为片剂，应先提前进行处理，然后再照上述方法进行，实验现象应与原料药相同。

2. 经编号而未标名的未知药品，实验取样中，不能使用同一药匙，严格避免混淆掺杂而干扰结果。

3. 进行硝酸银反应时，若两支试管均出现白色凝胶沉淀，则检查蒸馏水中是否存有 Cl^-，做蒸馏水的空白对照实验。

六、思考题

1. 写出上述药物的结构式，并指出用于定性鉴别的官能团位置。

2. 画出本实训中药物鉴别的流程图。

3. 总结未知药物定性鉴别的步骤。

七、实验报告内容

写出实验目的、原理，记录实验过程、现象及结果，并进行分析与讨论。

八、实验评分标准

测试项目	评分细则	分数
实验准备	1. 正确设计实验及预习 2. 实验仪器准备、玻璃仪器洗涤	10 10
实验操作	1. 药品、试剂取用准确、规范 2. 按规程操作 3. 准确、及时记录实验现象 4. 注意操作安全、规范	15 15 10 10
清场、整理	1. 使器皿、用具恢复初始状态 2. 清洁器具、整理台面	5 5
结果与分析	实验现象及原理分析符合要求	10
实训报告	格式符合要求、条理清晰、结论正确	10

附　录

附录一　有关名词解释

1. 有关"温度"名词

温度：以℃（摄氏度）表示；

水浴温度：除另有规定外，均指 98~100℃；

热水：系指 70~80℃；

微温或温水：系指 40~50℃：

室温：系指 10~30℃；

冷水：系指 2~10℃；

冰浴：系指约 0℃；

放冷：系指放冷至室温。

2. 有关"溶解度"名词

溶解度是药品的一种物理性质。药品的近似溶解度用下列名词术语表示。

极易溶解：系指溶质 1g（ml）能在溶剂不到 1ml 中溶解；

易溶：系指溶质 1g（ml）能在溶剂 1~不到 10ml 中溶解；

溶解：系指溶质 1g（ml）能在溶剂 10~不到 30ml 中溶解；

略溶：系指溶质 1g（ml）能在溶剂 30~不到 100ml 中溶解；

微溶：系指溶质 1g（ml）能在溶剂 100~不到 1000ml 中溶解；

极微溶解：系指溶质 1g（ml）能在溶剂 1000~不到 10000ml 中溶解；

几乎不溶或不溶：系指溶质 1g（ml）在溶剂 10000ml 中不能完全溶解。

3. 百分比符号的表示　百分比用"％"符号表示，系指重量的比例；但溶液的百分比，除另有规定外，系指溶液 100ml 中含有溶质若干克；乙醇的百分比，系指在 20℃时容量的比例。

4. 有关试验中取样量的"准确度、试验精度"要求

（1）试验中供试品与试药等"称取"或"量取"的量，均以阿拉伯数码表示，其精确度可根据数值的有效数位来确定，如称取"0.1g"，系指称取重量可为 0.06~0.14g；称取"2g"，系指称取重量可为 1.5~2.4g；称取"2.0g"，系指称取重量可为 1.95~2.04g；称取"2.00g"，系指称取重量可为 1.995~2.004g。

（2）规定"精密称定"时，系指称取重量应准确至所取重量的千分之一；"称定"，系指称取重量应准确至所取重量的百分之一；"精密量取"，系指量取体积的准确度应符合国家标准中对该体积移液管的精密要求；"量取"，系指可用量筒或量取体积的有效数字选用量具。

（3）有效数位选用量具。取用量为"约"若干时，系指取用量不得超过规定量的±10%。

（4）试验结果在运算过程中，可比规定的有效数字多保留一位数，而后根据有效数字的修约规则进舍至规定有效位。

5. 与检验有关事项

（1）液体的滴，系指在20℃时，以1.0ml水为20滴进行换算。

（2）乙醇未指明浓度时，均系指95%（体积分数）的乙醇。

（3）溶液后标示的"（1→10）"等符号，系指固体溶质1.0g或液体溶质1.0ml加溶剂使之成10ml的溶液；未指明用何种溶剂时，均系指水溶液。

（4）使用的滴定液和试液的浓度，以mol/L（摩尔/升）表示者，其浓度要求精密标定的滴定液用"×××滴定液（YYY mol/L）"表示；作其他用途不需精密标定其浓度时，用"YYY mol/L×××溶液"表示，以示区别。

（5）试验时的温度，未注明者，系指在室温下进行；温度高低对试验结果有显著影响者，除另有规定外，应以25±2℃为准。

（6）试验用水，除另有规定外，均系指纯化水。

（7）"空白试验"系指在不加供试品或以等量溶剂替代供试液的情况下，按同法操作所得的结果。

附录二　常用试液配制

稀盐酸　取盐酸234ml，加水稀释至1000ml，即得。本液含HCl应为9.5%~10.5%。

硫酸铜试液　取硫酸铜12.5g，加水使之溶解成100ml，即得。

碳酸钠试液　取一水合碳酸钠12.5g或无水碳酸钠10.5g，加水使之溶解成100ml，即得。

稀硫酸　取硫酸57ml，加水稀释至1000ml，即得。本液含H_2SO_4应为9.5%~10.5%。

三氯化铁试液　取三氯化铁9g，加水使之溶解成100ml，即得。

亚硝酸钠试液　取亚硝酸钠1g，加水使之溶解成100ml，即得。

碱性β-萘酚试液　取β-萘酚0.25g，加氢氧化钠溶液（1→10）10ml使溶解，即得。本液应临用新制。

枸橼酸-醋酐试液　取枸橼酸2g，加醋酐100ml使之溶解，即得。

高锰酸钾试液　可取用高锰酸钾滴定液（0.02mol/L）。

三硝基苯酚试液　本液为三硝基苯酚的饱和水溶液。

重氮苯磺酸试液　取对氨基苯磺酸1.57g，加水80ml与稀盐酸10ml，在水浴上加热溶解后，放冷至15℃，缓缓加入亚硝酸钠溶液（1→10）6.5ml，随加随搅拌，再加水稀释至100ml，即得。本液应临用新制。

硝酸银试液　可取用硝酸银滴定液（0.1mol/L）。

氨试液　取浓氨溶液400ml，加水使之成1000ml，即得。

氯化汞试液　取氯化汞6.5g，加水使之溶解成100ml，即得。

过氧化氢试液　取浓过氧化氢溶液（30%），加水稀释成3%的溶液，即得。

溴试液　取溴2～3ml，置于用凡士林涂塞的玻璃瓶中，加水100ml，振摇使之成饱和溶液，即得。本液应置于暗处保存。

硫酸亚铁试液　取硫酸亚铁结晶8g，加新沸过的冷水100ml使溶解，即得。本液应临用新制。

碱性酒石酸铜试液　取硫酸铜结晶6.93g，加水使之溶解成100ml；取酒石酸钾钠结晶34.6g与氢氧化钠10g，加水使之溶解成100ml。用时将两液等量混合，即得。

乙醇制氢氧化钾试液　可取用乙醇制氢氧化钾滴定液（0.5mol/L）。

氨制硝酸银试液　取硝酸银1g，加水20ml溶解后，滴加氨试液，随加随搅拌，至初起的沉淀将近全溶，滤过，即得。本液应置于棕色瓶内，在暗处保存。

氢氧化钠试液　取氢氧化钠4.3g，加水使之溶解成100ml，即得。

次溴酸钠试液　取氢氧化钠20g，加水75ml溶解后，加溴5ml，再加水稀释至100ml，即得。本液应临用新制。

稀乙醇　取乙醇529ml，加水稀释至1000ml，即得。本液在20℃时含乙醇应为49.5～50.5%（体积分数）。

联吡啶试液　取2,2′-联吡啶0.2g、醋酸钠结晶1g与冰醋酸5.5ml，加水适量使之溶解成100ml，即得。

铁氰化钾试液　取铁氰化钾1g，加水10ml使之溶解，即得。本液应临用新制。

二氯靛酚钠试液　取2,6-二氯靛酚钠0.1g，加水100ml溶解后，滤过，即得。

对二甲氨基苯甲醛试液　取对二甲氨基苯甲醛0.125g，加无氮硫酸65ml与水35ml的冷混合液溶解后，加三氯化铁试液0.05ml，摇匀，即得。本液配制后7日即不适用。

氯化钡试液　取氯化钡的细粉5g，加水使之溶解成100ml，即得。

铜吡啶试液　取硫酸铜4g，加水90ml溶解后，加吡啶30ml，即得。本液应临用新制。

甲醛-硫酸试液　取硫酸1ml滴加甲醛试液1滴，摇匀即得。

钼硫酸试液　取钼酸铵0.1g，加硫酸10ml使溶解，即得。

稀铁氰化钾试液　取1%铁氰化钾溶液10ml，加5%三氯化铁溶液0.5ml与水40ml，摇匀即得。

附录三　分析天平使用方法

1. 分析天平是定量分析中最重要的仪器之一　常见的分析天平有阻尼天平、半自动电光天平、全自动电光天平等。

电子天平是最新一代的分析天平，是一般实验室中配备的最常用的仪器，具有自动调零、自动校准、自动去皮核、自动显示结果等功能。

2. 电子天平的使用

ON：打开键；OFF：关闭键；TAR：清零键；CAL：校准功能键；INT：积分时间调整键；COU：点数功能键；ASD：灵敏度调整键；UNT：量值转换键。

①水平调节　观察水平仪，调整水平脚。

②预热　接通电源，预热 20 分钟后，进行操作。

③开启显示器　按"ON"键，读数时关上天平门。

④模式选择。

⑤校准　由"TAR"键清零即"CAL"键，100g 校准砝码完成。

⑥称量　先归"0"，即清零。

⑦关闭　"OFF"，不用后关闭电源。

3. 称量方法

①直接称量法：即直接称量某一物体的质量，适用于称量洁净干燥的不易潮解或升华的固体式样，或者称量一些小型玻璃器皿：如小烧杯，某容量瓶的质量，或者某坩埚的质量。

②差减法：用于称量一定质量范围的样品或试剂，样品易吸水或与 CO_2 反应时，可选用此法。取称量瓶（不用手指直接接触称量瓶即瓶盖），用小纸片夹住称量瓶盖柄，打开瓶盖，用钥匙加入适量试样，盖上瓶盖，将称量瓶置于称量盘。称出称量瓶加试样后的准确质量。将称量瓶取出，在接收器的上方，倾斜瓶身，用称量瓶轻敲瓶口上部使试样慢慢落入容器中，当倾出的试样接近所需要量时，一边继续使用瓶盖轻敲瓶口，一边逐渐将瓶身竖直，使黏附在瓶口上的式样落下，然后盖好瓶盖，把称量瓶放在称量盘上，准确称其质量，两次质量之差即为试样的质量，可多次连续递减。即 $M = m_2 - m_1$。

③增量法（指定质量称量法）：用于称量某一固体质量的试剂或试样，将干燥的小容器（如小烧杯）轻放在天平称量盘上，待显示平衡后按"TAT"键扣除皮重并显示零点。然后打开天平门往容器中缓缓加入试样并观察屏幕，当达到所需要质量时停止加样，关上天平门，记录净重，适于称量不易吸潮、在空气中能稳定存在的粉末或小颗粒。